El camino del hombre de hielo

WIM HOF – KOEN DE JONG

El camino del hombre de hielo

Cómo el método Wim Hof crea una salud radiante y duradera mediante la ciencia y los secretos del control de la respiración, el entrenamiento en frío y el compromiso

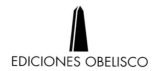

EDICIONES OBELISCO

Si este libro le ha interesado y desea que le mantengamos informado de nuestras publicaciones, escríbanos indicándonos qué temas son de su interés (Astrología, Autoayuda, Ciencias Ocultas, Artes Marciales, Naturismo, Espiritualidad, Tradición...) y gustosamente le complaceremos.

Puede consultar nuestro catálogo en www.edicionesobelisco.com

Los editores no han comprobado la eficacia ni el resultado de las recetas, productos, fórmulas técnicas, ejercicios o similares contenidos en este libro. Instan a los lectores a consultar al médico o especialista de la salud ante cualquier duda que surja. No asumen, por lo tanto, responsabilidad alguna en cuanto a su utilización ni realizan asesoramiento al respecto.

Colección Salud y Vida natural
EL CAMINO DEL HOMBRE DE HIELO
Wim Hof - Koen de Jong

1.ª edición: septiembre de 2024

Título original: *The Way of the Iceman*

Traducción: *Raquel Mosquera*
Maquetación: *Marga Benavides*
Corrección: *M.ª Ángeles Olivera*
Diseño de cubierta: *Enrique Iborra*
Foto de cubierta: *Henry Boogert*

© 2017, Wim Hof y Koen de Jong
Original en inglés publicado por Dragon Door Publications, USA
Obra en español negociada a través de la agencia DropCap Rights Agency, USA
(Reservados todos los derechos)
© 2024, Ediciones Obelisco, S. L.
(Reservados los derechos para la presente edición)

Edita: Ediciones Obelisco, S. L.
Collita, 23-25 Pol. Ind. Molí de la Bastida
08191 Rubí - Barcelona - España
Tel. 93 309 85 25
E-mail: info@edicionesobelisco.com

ISBN: 978-84-1172-163-9
DL B 11021-2024

Impreso en Gràfiques Martí Berrio, S. L.
c/ Llobateres, 16-18, Taller 7 - Nave 10. Polígono Industrial Santiga
08210 - Barberà del Vallès - Barcelona

Printed in Spain

Agradecimientos

WIM HOF

¿A quién debería dar las gracias? Prácticamente a todo el mundo. La gratitud procede de lo más profundo de nuestro interior. Es la fuerza que nos separa de la superficialidad. Es un milagro cómo mi mensaje se está extendiendo por todo el mundo. Algo tan sencillo y a la vez tan tan fuerte. Cree en ti mismo y la naturaleza te lo agradecerá a ti, a los tuyos, a todo el mundo y a nuestro hermoso planeta. Quiero dar las gracias especialmente a todas las personas que me han apoyado. Con ellas revolucionaremos todavía más la frialdad de la enfermedad y la impotencia.

KOEN DE JONG

En primer lugar, me gustaría dar las gracias a todas las personas que me permitieron entrevistarlas para este libro. Y quiero mostrar mi agradecimiento en especial a Mark Bos, Marianne Peper, Mathijs Storm, Richard de Leth y Jack Egberts por sus historias francas y sinceras. Henk van den Bergh no está representado en este libro, pero me gustaría darle las gracias por su gran y motivador entusiasmo.

Un agradecimiento especial también para el profesor Pierre Capel por su tiempo y paciencia y su contribución en el capítulo acerca de las claves científicas del WHM. Nuestras reuniones matinales fueron muy esclarecedoras y la noche que pasamos juntos con René Gude fue especial e instructiva.

También me gustaría dar las gracias a Stans van der Poel. Ella me puso en contacto con Pierre Capel, y sin ella nunca lo habría descubierto. También quiero darle las gracias por su contribución en el capítulo sobre la respiración.

Enahm Hof, gracias por el café y el fantástico viaje a Polonia. Sigue haciendo tan buen trabajo.

Por último, me gustaría dar las gracias a las siguientes personas por su cercana cooperación y contribución para este libro: Bart Pronk, Robert Schraders (por ayudarme tanto cuando destrocé mi vehículo), Rob van Eupen, Bram Bakker, el doctor Geert Buijze, Linda Koeman, Léon Dantuma, Maarten de Jong, Mark Zuurhout, Jan Zandberg, Isabelle Hof (que ya había descrito el método) y mi profesora del blog Kitty Kilian.

Y a los tres del 241: Pauline Overeem, Palden Lama Overeem y Marin Koenszoon Overeem.

Prólogo por Jesse Itzler

¿Recuerdas el verano de 2014, cuando el desafío del cubo de hielo de la ELA se hizo viral en las redes sociales? Sí, yo también. Se publicó todo tipo de vídeos de amigos, familiares, famosos y desconocidos al azar. Tomaban un cubo de hielo y agua, lo colocaban sobre sus cabezas y luego lo volcaban. Los resultados eran casi siempre los mismos: cuando el agua helada golpeaba la piel de los desafiados, soltaban un chillido agudo y salían corriendo hacia algún lugar perdido. Debo admitir que yo hice lo mismo.

Más de diecisiete millones de personas participaron en el reto, pero que yo sepa nadie «nominó» a Wim Hof. ¿Por qué iban a hacerlo? Un cubo de agua helada vertido sobre Wim es como un paseo por el parque. Es decir, un contenedor de hielo vertido sobre Wim no sería un reto. ¡De hecho, sería bienvenido! Es su lugar feliz. Wim ha tomado lo que consideramos «duro» o incómodo y le ha dado la vuelta a ese cubo. Se ha ganado la vida sintiéndose cómodo estando incómodo; y no es porque originalmente estuviera programado de forma diferente al resto de nosotros. Es porque invirtió tiempo en reprogramarse de forma diferente.

Tal vez lo hayas visto en televisión nadando en aguas heladas, corriendo descalzo por la nieve o que hayas leído sobre su escalada de veintiocho horas a la cima nevada del monte Kilimanjaro, sin llevar nada más que unos pantalones cortos de correr y unas zapatillas de deporte. Eso es lo que hace Wim. Forma parte de su filosofía de desarrollo personal... y se puede enseñar.

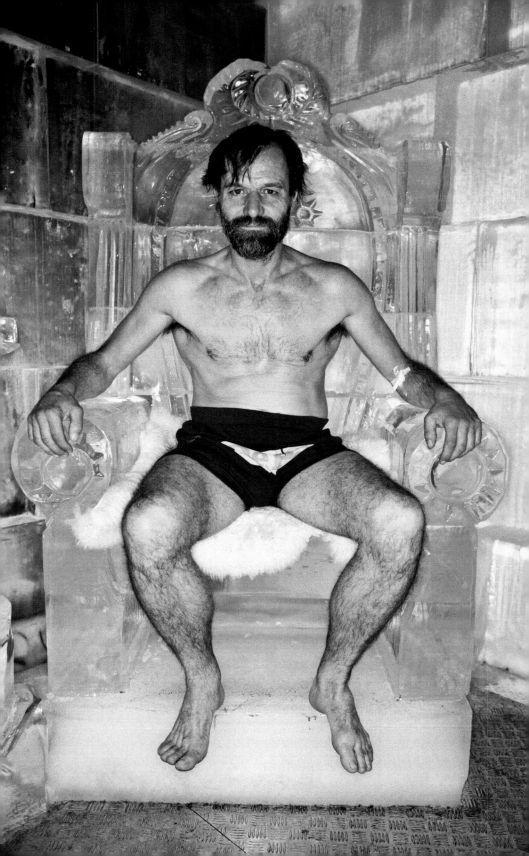

La primera vez que descubrí a Wim me convertí enseguida en su admirador. Rompía muchas de las que yo creía que eran «las reglas». Empecé a leer todos sus libros y los diversos artículos que se había escrito sobre él. Veía vídeo tras vídeo absorbiendo todo lo que podía. Recuerdo que una vez le oí decir que cualquiera puede hacer lo que él hace, sólo tiene que aprender su método: el método Wim Hof. Pero yo no estaba tan seguro de ello.

Siempre me ha atraído la vitalidad. Como muchos de nosotros, tengo un deseo interior que me empuja a intentar mejorar mental, física y espiritualmente. Esa búsqueda me llevó a contratar a un SEAL de la Marina estadounidense para que viviera conmigo durante un mes. También decidí correr ciento sesenta kilómetros en veinticuatro horas para ver hasta dónde podía superar mis límites. Conseguí recaudar millones de dólares para obras benéficas en el proceso, pero para mí fue algo más que eso. Correr era algo que me habían dicho que no se podía hacer (al menos yo). Sabía que la única forma de demostrar que los detractores estaban equivocados era poniendo a prueba mis propios límites autoimpuestos.

Así que cuanto más aprendía sobre Wim, más me intrigaba. Él tenía algo que yo quería, pero no estaba seguro de qué era. Necesitaba averiguarlo. Al final me animé y compré el seminario en vídeo de diez semanas de Wim. Aprendí acerca de sus progresos en respiración, movimiento, posturas de yoga, prácticas meditativas y exposición al frío, y de cómo le proporcionaban un impulso en ciertos marcadores físicos e incluso espirituales. Después me compré una bañera de agua fría.

Puse la temperatura a diez grados centígrados y esperé a que el agua se enfriara. La bañera intimidaba a medida que se enfriaba poco a poco. La anticipación de sumergir mi cuerpo en el agua helada estaba jugando con mi mente... y conmigo. La temperatura bajaba un grado cada quince minutos y cada grado multiplicaba el miedo. Unas horas más tarde alcanzó los diez grados: era el momento de sumergirme.

Cuando metí el pie derecho en el agua, me quedé sin aliento. Sentí como si Nick Díaz me hubiera dado una patada en el estómago. «Joder, qué frío está esto», pensé. Después me dije: «Respira, Jesse. Sumerge las pelotas en esta maldita bañera y estarás bien». Cuando el agua me llegó al ombligo, exhalé profundamente y relajé los hombros. Bajé poco a poco hasta que el agua me llegó a la barbilla. Una inquietante calma llenó mi espíritu. Me relajé en el agua lentamente. Me sentí vivo.

La inspiración inspira. Lo que más me gusta de Wim y de su libro es cómo me enseñó a confiar en mi cuerpo, superar el miedo y brindarme la mejor oportunidad para el éxito. Mezcla experiencia personal y ciencia, lo que resulta verdaderamente motivador. Wim te proporciona las herramientas que necesitas para dominar la autodisciplina, ganar valor y vivir una vida vibrante. Es Aquaman y Tony Robbins en uno. ¡Es el hombre de hielo!

JESSE ITZLER
Autor de *Living with a SEAL*

Prólogo por Marty Gallagher

El término *torpor* se utiliza para describir la hibernación de los animales. Cuando se aplica a los seres humanos, la palabra indica una pereza fisiológica y/o psicológica, una lentitud o una complacencia anodina. La abundancia produce torpor. Nuestra cómoda vida moderna nos adormece. En un pasado no muy lejano, nuestros parientes se ganaban la vida con actividades físicas; hoy en día, nos ganamos la vida con la mente. Nuestra parte física está tan desatendida y nuestras ocupaciones tan desprovistas de cualquier cualidad física que inventamos gimnasios y planes de *fitness* y dieta para sustituir arar los campos y correr tras una presa con la ferocidad fruto del hambre. Como especie estamos retrocediendo; el cuerpo es cada vez menos importante. Llevamos una vida cómoda que requiere un mínimo de actividad física.

La debilidad es la génesis de la fragilidad, la obesidad, la enfermedad y la dolencia. Somos débiles. Estamos atrapados en nuestros respectivos vientres cálidos de complacencia perezosa. Vivimos vidas de realidad virtual en las que cada uno es una estrella de su propio programa de telerrealidad; la mentalidad de Facebook exagera nuestros sentimientos de autoimportancia y dota a nuestras vidas vacías de una falsa sensación de valía. Sumidos en el fango del letargo, necesitamos que nos saquen de él. Pues bien, he encontrado al que puede hacerlo.

Henri Troyat dijo una vez del conde León Tolstoi: «Se pavoneaba por la vida con los ojos bien abiertos, las fosas nasales dilatadas y los oídos aguzados». El método de Wim Hof ofrece una forma de acceder a este tipo de vitalidad eléctrica e hipersensible, una mentalidad primigenia que no puede conjurarse mentalmente ni comprarse. Wim ofrece una forma en la que cualquiera puede acceder a la maravilla del presente instantáneo.

Como atleta y entrenador, llevo toda la vida reflexionando sobre la mejor manera de recalibrar la mente para mejorar el rendimiento humano. El atletismo de alto nivel, tanto nacional como internacional, requiere una concentración que la gente normal no puede experimentar o con la que no puede relacionarse (no tiene marco ni referencia). Mente y cuerpo deben unificarse para generar el máximo rendimiento atlético. Un fenómeno que todos los atletas serios han experimentado es la forma en que el ejercicio físico verdaderamente intenso altera el estado mental del atleta. Después de una intensa sesión de entrenamiento, el deportista de élite se sumerge en un estado de pura felicidad y satisfacción.

Mi postulado es que el ejercicio físico intenso ofrece una forma de plegar el espacio interior, de acceder a niveles avanzados de conciencia; el tipo, la clase y el sabor de conciencia que buscan y experimentan los meditadores avanzados.

El ejercicio intenso cortocircuita la mente consciente, lo que permite al deportista alcanzar (sin saberlo) estados avanzados de conciencia meditativa. Este estado superior de conciencia es una consecuencia involuntaria del entrenamiento intenso. La clave para acceder de forma rutinaria a este estado de dicha es presentarnos una tarea física de tal severidad que sólo al unificar cuerpo y mente podamos tener éxito.

Para fundir con éxito mente y cuerpo es necesario que la mente parlanchina, el comentarista interno, cese su eterno parloteo. No podemos generar el 102 por 100 de esfuerzo necesario para tener éxito si tenemos siquiera un atisbo de preocupación. Los atletas de élite se someten a tareas tan hercúleas que sólo pueden tener éxito si logran una unificación verdadera y completa de mente y cuerpo.

El deportista de élite siempre busca superar de forma metódica y constante sus capacidades y límites actuales. El atleta sólo puede esperar mejorar esos límites y capacidades asaltando continuamente las barricadas del *statu quo*. Ningún atleta mejora esforzándose por permanecer igual.

Después de cincuenta años de intenso entrenamiento físico, puedo acceder sin esfuerzo a esta «mente sin mente» a través del ejercicio físico intenso. Puedo invocar un verdadero y absoluto silencio mental en cada entrenamiento. Como monje atlético y místico, puedo afirmar sin ninguna duda que me encuentro en mi mejor momento, como persona y como hombre, mientras permanezco envuelto en este estado de conciencia alterada inducido por el ejercicio. Es el nirvana fisiológico y psicológico, activo y estimulante.

A lo largo de las décadas transcurridas, mi reto se ha convertido en: una vez alcanzado, ¿cómo puedo prolongar mi estancia en este «estado de resplandor» dichoso y centrado? Cuando entro en este nirvana de quietud eléctrica, ¿qué puedo hacer para prolongar mi estancia? Sigo trabajando en ello: mi estrategia actual consiste en pasar de una tarea «absorbente» a otra: entrenar, escribir, cocinar, correr por el bosque, escuchar música, leer con atención... una tarea creativa tras otra; luego, por la noche, me desmayo en un coma de sueño regenerativo. Por la mañana, me despierto y repito.

Cuando la mente parlanchina vuelve a entrar en funcionamiento se acaba la dicha. El pensamiento consciente está sobrevalorado. Krishnamurti lo clavó: «El cese del pensamiento es el despertar de la inteligencia». Sólo cuando el incesante parloteo interno se calla, podemos experimentar la realidad, que siempre se despliega en la inmediatez del presente instantáneo. La realidad es como estar metido hasta las rodillas en un arroyo embravecido. Sólo que es tu vida la que se precipita.

Si estás pensando, no puedes percibir el presente inmediato, así de simple. El pensamiento consciente destila una película de tinta que difumina la percepción de la realidad. Lo paradójico es que no se puede utilizar la mente consciente para silenciarla; eso no sería más que otra expresión de la fuerza de voluntad y una forma de supresión: un silencio mental forzado no es silencio en absoluto. En algún momento, el puño cerrado debe abrirse.

Wim Hof tiene una forma mucho menos compleja de acceder a la dicha del presente instantáneo. La exposición al frío tiene el poder de transportarte a un maravilloso estado de conciencia superior. La mente y el cuerpo deben transformarse y fundirse para hacer frente a las tareas hercúleas que Wim propone.

Mi vía de entrada requiere equipamiento y gran pericia, así como un esfuerzo y un tiempo extremos. El método de Wim permite a cualquiera acceder al presente perfecto de una manera más rápida y sencilla.

Wim tiene una definición específica para el concepto de compromiso, en lo que se refiere a su método. Si me atreviera, parafrasearía su definición y relacionaría con mi mundo. Una persona puede estar metida hasta los tobillos en un lago helado durante los próximos veinte años y pensar que está haciendo algo (y hasta cierto punto lo está haciendo). Sin embargo, para obtener los mejores resultados fisiológicos y psicológicos, ¡en algún momento esa persona debe *dar el paso y comprometerse!*

En mi mundo, los que entrenan al 70 por 100 de su capacidad alcanzan el 70 por 100 de su capacidad. Comprometerse, en mi mundo, requiere que un hombre dé un paso adelante y maneje el 102 por 100 de su capacidad de forma constante y repetida. Las ganancias inmediatas y el progreso continuo se consiguen superando las capacidades actuales de forma regular, rutinaria y sistemática. El levantador de pesas de élite o el combatiente de operaciones especiales de élite pueden obligarse de manera rutinaria y regular a operar por encima de su capacidad, lo cual no es gran cosa a este nivel; la fuerza mental es una de las razones por las que la élite es la élite.

Trabajar al 102 por 100 en mi mundo podría ejemplificarse con un levantador en entrenamiento que establece un nuevo récord personal, forzando una sexta repetición hasta el bloqueo en la sentadilla de espalda ultraprofunda con 288 kilos, un insoportable centímetro cada vez, con la posibilidad real de un colapso físico catastrófico. Sin embargo, la élite sigue luchando y aceptando el dolor. Al bloquear esa sexta repetición, al superar un mayor esfuerzo anterior, se obtienen las máximas ganancias porque el atleta se ha comprometido al máximo. Lo que no me mata me hace más fuerte (y más musculoso, y más robusto).

La persona con tobillos en el agua debe, en algún momento, comprometerse y sumergirse (literalmente) en el frío extremo, abrazándolo de manera total y completa para absorber y obtener todos los resultados posibles. El esfuerzo del 102 por 100 exige que superemos lo conocido y nos lancemos al abismo. Atrévete a luchar, atrévete a ganar.

La mayoría señala los *resultados* del método de Wim: las hazañas, las pruebas médicas, el éxito de los alumnos, la reducción de las enfermedades y los atributos que alargan la vida; éstos son los resultados del método de Wim. Yo señalaría con respeto las causas; sugeriría que mirásemos con más atención y aprecio las causas que impulsan el método Wim Hof.

Se puede plegar el espacio interior y experimentar el regocijo de vivir en la realidad presente sumergiéndose en un lago helado; esto puede convertirse en una práctica meditativa tan profunda y eficaz como sentarse en un profundo zazen en un monasterio de Kioto. La severidad del frío, despiadada y justa, golpea la mente parlanchina hasta hacerla callar.

La respiración y el frío son las causas; las hazañas, las pruebas y los beneficios para la salud son los resultados. Yo sugeriría que, si te enamoras de la causa, los resultados se producen de forma natural e inevitable. En mi mundo del Iron Zen, los que triunfan son los que se enamoran del entrenamiento, no de los aplausos.

La respiración y el frío, las herramientas del método Wim Hof, te transportarán al presente y a un estado alterado de conciencia superior. Los resultados que buscas están más adelante, pero en cada sesión de entrenamiento con el método de Wim tienes la oportunidad de acceder al presente y, por lo tanto, a niveles superiores de conciencia. ¿No es eso profundo?

El método de Wim incluye el nirvana psicológico. El método de entrada de Wim puede ser utilizado por cualquiera; úsalo y alcanza rápidamente la realidad. ¿No es esto monumental en sí mismo? Emplea el método de Wim para plegar el espacio interior. Únete a nosotros y experimenta el regocijo de vivir en un presente libre de pensamientos, supersensible, ultraalerta y sin estrés. El estado de ser Samadhi define vivir con los ojos bien abiertos en el presente instantáneo. Enamórate de las causas y los resultados serán inevitables.

MARTY GALLAGHER
Entrenador de equipo campeón del mundo,
campeón del mundo Masters Powerlifting de la IPF
y autor de *The Purposeful Primitive*

Prólogo por Koen de Jong

O ctubre de 2011. Estoy visionando un vídeo en Internet en el que un hombre se quita la ropa y se sumerge en un frío lago en algún lugar de Islandia. El paisaje está cubierto de nieve y se pueden ver icebergs. Es un documental de la BBC. El narrador dice: «El agua aquí está justo por encima de la congelación; suficiente para matar a la mayoría de personas en cuestión de un minuto».

Pero no a este hombre.

Él nada tranquilamente durante quince minutos. «Este tipo está loco», pienso para mí mismo; pero a la vez estoy intrigado. ¿Quién es?

Su nombre es Wim Hof.

A pesar de que, de entrada, no entiendo la razón para nadar entre témpanos de hielo, siento curiosidad. Visiono otro vídeo. Esta vez, Hof nada *por debajo* del hielo. Es una locura. Sigo atento al vídeo. Hof corre una maratón en la nieve con el torso desnudo; corre una media maratón a través del desierto sin beber nada; se mete en un tanque de hielo durante una hora y cuarto; corre por el Everest en pantalón corto.

Después de pasar media hora boquiabierto viendo estos vídeos, me hago una pregunta: ¿cómo es posible?

Hof explica que el 80 por 100 de lo que hace está relacionado con la respiración. ¿Cómo? Yo mismo he estado realizando ejercicios respiratorios durante los últimos quince años y he escrito un libro sobre la respiración, pero no podría de ningún modo nadar por debajo del hielo sin morir congelado.

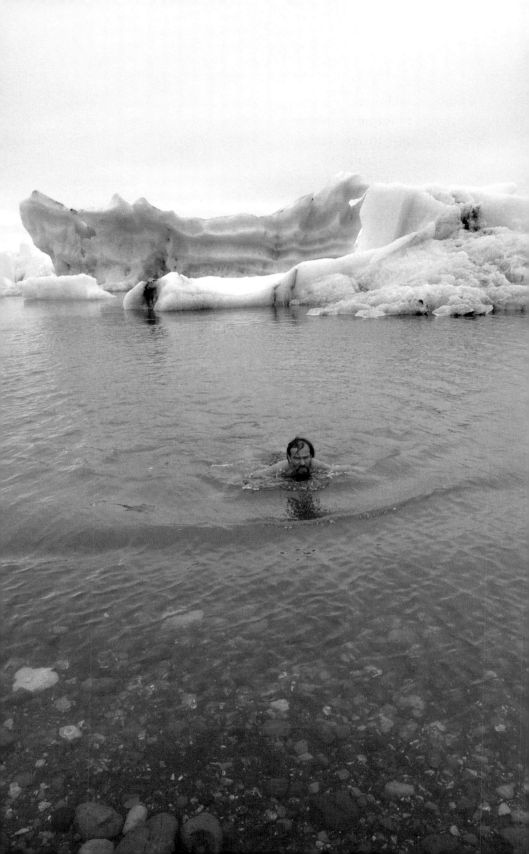

Eso me hace sentir aún más curiosidad.

¿Qué hace Hof con su respiración para que le permita conseguir mucho más que otras personas? Como quiero preguntárselo personalmente, le envío un correo electrónico a través de www.innerfire.nl. No recibo respuesta. Envío otro correo electrónico. No recibo respuesta. Entonces envío otro mencionando *Verademing,* el libro sobre la respiración que escribí junto a Bram Bakker. Sigo sin recibir respuesta. Pero tras seis intentos, por último, recibo una respuesta de Enahm Hof, el hijo de Wim: «Estamos muy ocupados y mucha gente quiere hablar con Wim. Además, hay una investigación científica en curso en el Centro Médico de la Universidad de Radboud, donde pasamos mucho tiempo».

Pero, por suerte, puedo pasarme por allí y hablar con Wim.

Acordamos reunirnos en un complejo de casas de veraneo en el área oeste de Ámsterdam. Wim me saluda de manera cordial. Lleva una camiseta con el texto «No Rules Today».[1] Es bueno saber que no sólo desafía todas las leyes fisiológicas, sino también las normas en general.

La conversación es de inmediato agradable y estimulante. Durante este primer encuentro, Wim me explica algunos ejercicios respiratorios (de los que hablaré más adelante) y realizamos unos cuantos allí mismo. Sorprendentemente funcionan. Me siento fuerte y despierto. También me explica que el entrenamiento frío en sí juega un papel importante a la hora de hacernos sentir bien. Sus hazañas extremas en el frío no son sólo un modo de demostrar lo que puede hacer con su cuerpo; el frío en sí tiene una función. Hof está convencido de que el frío es saludable y algo que deberíamos aprovechar más. También me explica cómo descubrió todo esto y cómo ayuda a las personas, que se benefician en gran medida de sus ejercicios respiratorios y del entrenamiento frío.

---

1. Del inglés, «Hoy no hay reglas». *(N. de la T.).*

A continuación le pregunto por qué realiza todas esas hazañas extremas.

Sus ojos se abren más mientras dice: «Nuestra respiración es el vínculo entre el mundo físico y el alma. Si nosotros, como humanos, podemos recuperar nuestra alma, ganaremos la guerra». Wim observa la expresión de estupefacción de mi cara y suelta una carcajada. «Me refiero a la guerra contra las bacterias y los virus».

Sus hazañas tan extremas no son una finalidad en sí mismas. Quiere demostrar de lo que es capaz el cuerpo humano; no sólo el suyo, sino también el de todo el mundo. Incluso el tuyo y el mío. Wim nunca enferma y, para mucha gente, sus métodos funcionan mucho mejor que la medicina. Pero hasta hace poco no estaba claro cómo funcionaba exactamente. La buena noticia es que el secreto que Wim conoce desde hace décadas ha sido confirmado hace poco por la ciencia médica.

Podemos influir en el *sistema nervioso autónomo* de nuestro organismo.

El método de Wim ha sido estudiado en el Centro Médico de la Universidad de Radboud, en la ciudad holandesa de Nijmegen. ¿Qué significa eso para enfermedades metabólicas como el reumatismo o la enfermedad de Crohn? ¿Y para las personas sanas? ¿Cuánta energía adicional nos puede aportar? Wim puede correr maratones en la nieve, pero ¿de qué somos capaces nosotros, los mortales comunes? ¿Podemos utilizar esa energía en nuestro trabajo? ¿Y podemos usar los métodos de Wim para curar la diabetes de tipo II? Suena casi demasiado bien para ser verdad.

Aun así, Wim quiere que su método conquiste el mundo y yo estoy dispuesto a ser su conejillo de indias. He empezado con los ejercicios respiratorios, tomo baños de hielo y practico para fortalecer mi compromiso; he tomado nota de todo lo que he experimentado. Además, he hablado con muchas personas que han empezado a utilizar esta técnica. Este libro es una reflexión sobre todo ello y, evidentemente, dedico mucha atención a la técnica, el origen y las bases del método de Wim.

En este libro escribo, por norma general, en primera persona del plural, porque se ha escrito a partir de las aportaciones de ambos, pero Wim ha contribuido en gran parte con sus conocimientos sustantivos. De vez en cuando, hablo en primera persona del singular porque observo lo que hace Wim desde la distancia. Así que ya sabes: «nosotros» se refiere a nosotros (Wim y Koen) y «yo» se refiere a mí (Koen).

Disfruta de la lectura de este libro y buena suerte con las duchas de agua fría.

KOEN DE JONG

Introducción

En este libro describimos un método que combina ejercicios respiratorios, entrenamiento frío y compromiso. El método lleva el nombre de Wim Hof, ya que fue él quien unió estos tres componentes. También lleva su nombre por razones prácticas: ya era conocido por sus numerosas apariciones en televisión demostrando lo que podía hacer con el frío.

El método está basado en los numerosos años de entrenamiento de Wim Hof en el medio natural. Durante mucho tiempo, ha puesto a prueba los límites de su cuerpo exponiéndolo a desafíos cada vez más extremos. Uno de los descubrimientos importantes durante este proceso es que es capaz de controlar sus funciones corporales de un modo que la ciencia no creía posible.

Todo el mundo puede levantar su mano derecha y rascarse la nariz con el dedo índice. Pero nadie puede, por ejemplo, combatir por sí mismo las bacterias que han sido inyectadas en su brazo. Hof puede hacerlo. Puede influir y controlar su sistema nervioso autónomo. El sistema nervioso autónomo es el que regula funciones como la temperatura del cuerpo, el ritmo cardíaco, la presión arterial y la respiración, y determina si los vasos sanguíneos se dilatan o bien se contraen. En otras palabras, todo lo que sucede en nuestro organismo sin que seamos conscientes de ello.

Las personas «normales» no pueden controlar eso. Por eso se llama «sistema nervioso autónomo»; todo sucede de manera automática. El hecho de que Hof pueda controlar sus funciones autónomas ha sido considerado una maravilla médica desde hace mucho tiempo. Pero Hof lo ve de un modo distinto: está convencido de que todo el mundo, en teoría, es capaz de influir en su propio sistema nervioso autónomo.

En 2014 le dieron la razón. Un estudio científico realizado en el Centro Médico de la Universidad de Radboud, con veinticuatro sujetos de prueba, demostró que todas las personas que habían practicado el método de Hof eran capaces de controlar su sistema nervioso autónomo.

Un descubrimiento que cambiará el mundo

Las consecuencias a largo plazo de este descubrimiento todavía son imposibles de prever. Si las personas son capaces de influir en su sistema nervioso autónomo, ¿qué significa eso para aquellos que sufren enfermedades autoinmunes? Las enfermedades autoinmunes se producen cuando el sistema inmunitario ataca a las células y tejidos del propio organismo por error. Si somos capaces de influir en nuestro propio sistema nervioso autónomo, ¿podemos avisar a nuestro cuerpo de que eso es perjudicial? ¿Y pueden las personas que tienen sobrepeso decirle a sus cuerpos que utilicen las grasas de baja energía como combustible?

Si realmente demostramos que somos capaces de controlar nuestro organismo, se abrirá un sinfín de posibilidades. Hasta ahora sólo hemos mencionado enfermedades graves, pero según Hof, su método también se puede utilizar para acabar con una resaca normal tras una noche de fiesta en la ciudad. Y puede proporcionarnos mucha más energía, incluso si estamos perfectamente sanos.

Ahora que Hof ha demostrado científicamente que puede influir en su sistema nervioso, lo único que quiere es enseñar a tantas personas como sea posible a utilizar su método. Aunque cuando una mujer le preguntó qué aprendería en uno de sus cursos, él le respondió: «No puedo enseñarte nada; sólo estás aquí para aprender a *no* hacer ciertas cosas».

Con eso, Hof se refiere a aprovechar la capacidad física que ya existe en nuestro cuerpo. Sólo tenemos que encontrar la clave para redescubrir ese potencial físico. Para ello, sólo necesitamos hacer dos cosas: ejercicios respiratorios y entrenamiento frío.

Para hacer estas dos cosas de la manera adecuada, es necesario tener un compromiso firme. Estos tres componentes (ejercicios respiratorios, entrenamiento frío y compromiso) constituyen lo que llamamos el método de Wim Hof (WHM, por sus siglas en inglés).

Describimos estos tres componentes por separado en tres capítulos y, como es natural, proporcionamos ejercicios que puedes hacer sólo en casa y puedes empezar de inmediato: incluso hoy mismo.

También facilitamos información de trasfondo sobre los ejercicios. Aprenderás cómo saber si están funcionando y cómo te afectan a nivel físico. Hof compartirá muchas de sus experiencias para motivarte y proporcionarte un entendimiento profundo de lo que sucede cuando utilizas su método. Pero Wim es un extremista.

No es necesario que vayas a Islandia a nadar entre los icebergs durante un cuarto de hora. Tomar duchas de agua fría es suficiente para empezar. Por esta razón, hablamos de personas que ya están utilizando el WHM. Algunas de ellas tienen fascinantes historias que contar. Marianne Peper, por ejemplo, solía tomar doce tipos de medicación para su reumatismo y era incapaz de vestirse sola debido al dolor. Ahora ya no toma pastillas y se siente muy saludable.

Esperamos que historias como ésta te motiven para empezar a hacer los ejercicios. Sólo la combinación de ejercicios respiratorios y entrenamiento frío puede producir resultados asombrosos. Entendemos que puede que seas escéptico y no des valor nominal a nuestras fantásticas historias. En la medida en la que eres escéptico, también eres curioso e inquieto.

Hof también tiene críticos que no son escépticos, sino cínicos. Le llaman charlatán. Pero si el escepticismo se convierte en cinismo, ya no puedes ver lo que funciona y lo que es posible. Así que, por favor, lee este libro con cierta dosis saludable de reservas, pero no te permitas ser demasiado cínico.

Antes de empezar el capítulo sobre el entrenamiento frío, conozcamos un poco más de cerca a Wim Hof. ¿Quién es este hombre que puede hacer mucho más que otras personas?

Wim Hof

Puesto que Wim Hof ideó el método que lleva su nombre, queremos explicar algo sobre él. De ese modo le conocerás un poco antes de empezar a trabajar con el WHM, y es bueno saber qué le hizo decidirse a buscar el frío y llegar a ser cada vez más extremista en esa búsqueda.

Sittard

Wim Hof nació en 1959 en Sittard, una ciudad del sur de los Países Bajos. Tenía siete hermanos y dos hermanas. Nació en el pasillo del hospital. Después de que su madre hubiera dado a luz a su hermano gemelo André, nadie se percató de que un segundo bebé estaba en camino. Cuando los doctores ya se habían ido, su madre empezó a sentir contracciones de nuevo.

Como mujer católica, su madre rezó para que el segundo bebé también naciera sano. En su rezo, expresó la esperanza de que, si el niño nacía sano, creciera para llegar a ser misionero. La madre de Wim contaba esta historia con regularidad y él creía que las circunstancias de su nacimiento y la fuerza de su madre tuvieron una gran influencia sobre él en sus primeros años de vida.

Hof sintió fascinación por el frío desde una edad muy temprana. Una helada noche de invierno, cuando tenía siete años, un vecino lo encontró en la nieve. Hof se había levantado de la cama fuertemente atraído por el paisaje blanco. Había salido fuera y se había quedado dormido sobre la nieve. Si su vecino no lo hubiera descubierto, tal vez habría muerto congelado.

Cuando era un niño, no sólo sentía atracción por el frío, sino que también adoraba los libros. A los nueve años ya leía libros sobre religiones exóticas, yoga y meditación. Fue su hermano mayor quien despertó su interés, ya que había pasado varios meses haciendo autoestop por todo Oriente Medio y Extremo Oriente y había regresado con extrañas y fantásticas historias. Hace cuarenta años, un viaje de ese tipo a través de Turquía, Irán, Pakistán y la India todavía estaba rodeado de misterio.

Su hermano había cambiado; no sólo interiormente, sino también su aspecto. Su pelo y su ropa llamaban la atención en la calle. Wim admiraba a su hermano y sentía una fuerte atracción por los países lejanos y las religiones extrañas. También percibía una energía y una alegría en su hermano que le hacía sentir curiosidad.

La biblioteca local tenía libros sobre hinduismo y budismo y, siendo todavía muy joven, Hof aprendió a meditar con ellos. En la iglesia católica de Sittard se concentraba en su respiración en lugar de escuchar el sermón. Aprendió yoga con el libro *El yoga: inmortalidad y libertad* de Mircea Eliade. En aquel entonces, Hof sólo tenía diez años e iba al colegio con una sana reticencia. Era conocido por ser un niño tenaz, listo y alegre.

Sentía un gran deseo por aprender, no a nivel intelectual, sino experimentando las cosas por sí mismo.

A los diecisiete años, Wim decidió abandonar el colegio y viajar a la India. Allí quería encontrar a un maestro que supiera más sobre lo que es realmente importante en la vida. Buscaba una comprensión espiritual más profunda.

India: agua fría en el Ganges

Tomó un vuelo hacia Karachi y, allí, un tren hacia Nueva Delhi. Durmió en el enorme complejo del templo de Birla Mandir en busca de yoguis. Allí conoció al propietario de un salón de té y al hijo rebelde de un magnate de las alfombras. Estos dos hombres convencieron a Hof para que les acompañara a Rishikesh y Badrinath, dos lugares de peregrinación en el Ganges, así que partieron juntos. Formaban un colorido trío: un sij fuerte y con barba que regentaba un salón de té, una oveja negra de la industria de las alfombras que podía conseguir todo lo que quisiera y estaba harto de la corrupción que había en su mundo y Hof, del que ambos pensaban que estaba loco porque iba a nadar al Ganges un par de veces al día. Incluso lo cruzaba nadando, lo cual no era fácil debido a las fuertes corrientes. También les impresionó con sus ejercicios acrobáticos de yoga, a pesar de no haber asistido a clases de yoga en su vida.

En la India, Hof descubrió que su enfoque autodidacta ya le había llevado muy lejos. Ya podía sostenerse sobre una pierna y colocar la otra por detrás de la nuca, una postura que mucha gente tiene que practicar durante años antes de dominarla.

Sus compañeros de viaje se quedaron en un *ashram*, pero Hof no se sentía como en casa. No le gustaba el ambiente acogedor y empalagoso de los participantes extranjeros y, aunque muchos de los yoguis habían aprendido técnicas muy especiales, no le gustaba el modo en que se beneficiaban de ellas.

También descubrió que no podría aprender mucho de ellos, ya que ya había dominado sus trucos. Continuó su viaje en solitario y a pie.

El agua fría: un descubrimiento

Hof vivió una maravillosa experiencia en el lugar donde el Ganges rompe en una cascada entre altísimas montañas. Sintió paz interior y una fuerza inmensa. Sintió una necesidad irresistible de saltar por la cascada; y lo hizo. Tras nadar con dificultad, Hof se encontraba de pie bajo la poderosa cascada y el agua fría hizo que sus pensamientos se vieran interrumpidos de inmediato.

Esa sensación de una fuerza y un poder mayores que él mismo se le quedó grabada. Desde entonces ama el agua helada.

Así que Hof había viajado a la India, la cuna de la espiritualidad, en busca del *noúmeno* (el espíritu que se encuentra tras los libros esotéricos) y había descubierto el impacto que el frío provocaba en su cuerpo y, sobre todo, en su mente.

Tras este descubrimiento, Hof no se quedó en la India mucho más tiempo. Amaba el país, el clima y su gente, pero añoraba los Países Bajos y decidió volver. En aquel momento no sabía qué iba a hacer, pero la lección del agua fría le había causado una profunda impresión. Sabía que tenía que hacer algo con ello.

Ámsterdam

En 1979, cuando tenía veinte años, Hof se fue a vivir a una casa de okupas en Ámsterdam. A través de uno de los amigos de su hermano encontró un sitio en De Wielingen, un antiguo orfanato, donde vivía con otros noventa okupas. Llevaba una vida ascética, comía poco y practicaba mucho yoga. Su estilo de vida era muy diferente al de los estudiantes con aspecto *hippy* que vivían en la casa okupa y que consumían LSD, porros y pasteles de marihuana para alcanzar un estado místico.

Hof enseñaba en el Vondelpark, a cualquiera que estuviera interesado, las posturas de yoga que dominaba, y le gustaba explicar su base fisiológica. Un soleado día de otoño, Hof estaba nadando en un lago del parque. Empapado, se sentó al sol para secarse. Entonces sintió dos manos sobre su espalda, que pronto empezaron a masajearle. Hof se quedó sentado en su postura de yoga y no se volvió para mirar; y allí, en el teatro al aire libre del Vondelpark, sintió amor. Después del masaje, se volvió y miró directamente a los ojos de la mujer que le había dado el masaje. Le hizo sonreír de alegría.

La mujer se llamaba Olaya y era española, concretamente vasca. Desde ese momento en el parque, se hicieron inseparables durante un año. Muy enamorada, Olaya se fue a vivir con Hof a la casa okupa. Durante ese primer año no practicaron sexo, aunque dormían juntos en un colchón individual. Su relación platónica era cálida y física. La vida de Hof estaba dedicada al yoga y su novia española lo respetaba.

Al cabo de un año, Olaya añoraba su país y volvió a su hogar en el norte de España. Hof quería ver más mundo, así que junto a su hermano gemelo se fueron en bicicleta a Senegal.

En una bicicleta de paseo a Senegal

Los dos hermanos partieron hacia Senegal desde Sittard sobre dos bicicletas de paseo. Durante este trayecto, Hof descubrió cómo el Sol afectaba a su estado de ánimo. A pesar de que los dos hermanos se marcharon en otoño, el Sol brillaba sin cesar. Los malos recuerdos y los pensamientos depresivos desaparecían durante su trayecto diurno bajo el Sol. Hof solía pensar en Vincent van Gogh, que también fue conocido por haber sufrido menos sus depresiones en el sur de Francia. Una vez más, Hof experimentó el impacto de un fenómeno natural «normal».

Durante ese viaje en bicicleta, Hof también vivió una profunda experiencia espiritual en la que su cuerpo y su espíritu se convirtieron en uno. La sensación de dualidad parecía haber desaparecido; un nuevo descubrimiento para Hof. Su cuerpo pasó de ser una herramienta a ser un vehículo. Tuvo esa sensación una mañana, después de un intenso período practicando yoga. Era también aproximadamente el momento en que conoció a Wolfgang, un simpático alemán que los hermanos encontraron en los Pirineos. Wolfgang quería que Wim le enseñara yoga y, como no iba a Senegal, sino de camino a Argel, lo abordaron de manera intensa y muy rápida. Wim le explicaba lo que le pasa al cuerpo con la práctica de yoga y enseñó a Wolfgang muchas de sus habilidades. La profundidad que alcanzaron resultó ser otro importante paso adelante para Wim.

Después de este esclarecedor viaje en bicicleta, Hof volvió a la India. Esta vez no iba en busca de yoguis, sino del poder de la naturaleza. Entrenaba su cuerpo y su mente bajo circunstancias extremas. A veces pasaba varios días en grandes altitudes, a temperaturas de dos grados bajo cero, sin comida. Descubrió una nueva manera de sobrevivir al frío extremo: controlando su propia respiración. Con ejercicios respiratorios, podía transformar su miedo al frío y la experiencia negativa que conllevaba en una poderosa forma de energía. Veía su cuerpo de un modo nuevo, y su respiración era un instrumento importante. Aquí es donde aprendió sus ejercicios respiratorios.

Un mensaje para el lector

Queremos tranquilizarte. Probablemente te estarás preguntando: «Quería leer un libro sobre el frío y ciencia dura, ¿a qué viene todo esto de espiritualidad, yoga, dualidad y *ashrams*?». No te preocupes, todo está explicado en gran detalle en los siguientes capítulos. Pero ahora que la ciencia ha aceptado el método de Hof, es importante saber de dónde proviene esa sabiduría. No es necesario que te dirijas a la India y te sientes en una fría montaña en una postura de yoga imposible.

Antes de continuar con el frío, conozcamos primero la triste historia de Olaya, la esposa de Wim.

Olaya

Antes de que Hof partiera a la India por segunda vez, regresó a Ámsterdam. Echaba de menos a Olaya y se volvieron a encontrar en la ciudad. Después de estar dos años separados, el amor entre ellos era tan fuerte como siempre. Se casaron y en 1983 tuvieron un hijo, Enahm. Los orgullosos padres alquilaron una casa y tuvieron dos hijas más, Isabelle (1985) y Laura (1986).

Pero a Olaya le resultaba difícil adaptarse al frío clima de los Países Bajos y, al cabo de un tiempo, los cinco miembros de la familia emigraron a la zona cálida de los Pirineos. Wim encontró trabajo como profesor de inglés y alquilaron una granja a las afueras de Estella. Soñaban con construir un centro donde individuos creativos pudieran reunirse y aprender yoga, filosofía o pintura. Y donde se pudiera caminar durante horas.

Hof era feliz, pero todavía no se había acomodado y buscaba nuevos retos. Eso le llevó a practicar mucha escalada. Un día, escaló una escarpada pared rocosa con sólo una cuerda de cáñamo, un pequeño martillo y unos cuantos pitones. A Olaya le enfurecía que quisiera arriesgar su vida de esa manera cuando tenían tres hijos. Hof sentía una necesidad incontrolable de escalar, pero también sentía la fuerza de sus responsabilidades hacia su esposa y sus hijos.

Decidió dejar la escalada y, para controlar su necesidad de escalar, desarrolló una técnica de respiración que le permitía permanecer debajo del agua durante más de seis minutos. Cada mañana iba a un lago cercano para meditar y permanecer debajo del agua.

Pero la tensión entre Hof y su esposa seguía. Un día, ella desapareció y no volvió durante meses. Olaya sufría ataques de rabia y depresiones, y expresaba su infelicidad amenazando de manera regular con quitarse la vida, pero se negaba a buscar un tratamiento. La familia regresó a Ámsterdam, ya que la remota granja ya no parecía un lugar seguro.

De vuelta en Ámsterdam, en 1988, nació Michael, su hijo menor. Poco después del parto, Olaya se fue otra vez sin decir nada. Sus depresiones eran muy difíciles para ella, y para Hof también fue un momento duro.

Estaba en contacto con Olaya, pero nunca sabía con antelación cuál sería su estado de ánimo. A veces pasaba tres o cuatro meses con su marido y sus hijos y después permanecía tres o cuatro meses en la casa de sus padres. En verano, Wim trabajaba como líder de equipo en excursiones de escalada y los seis se quedaban en la casa de los padres de Olaya, en Pamplona.

La relación de Hof con la familia y amigos españoles de Olaya era buena. Aprendió cosas de su cultura y a hablar euskera. Hacía todo lo que estaba en su mano para ser un buen padre y yerno, pero aun así necesitaba momentos para desafiarse a sí mismo en silencio, lejos de la rutina diaria. Veía que a veces Olaya se sentaba y fijaba la mirada de un modo extraño, pero en realidad él no reaccionaba ante eso. Y ella continuaba rechazando cualquier tratamiento para sus depresiones, cada vez más graves. A veces, abofeteaba a alguien con fuerza sin motivo alguno. Aunque amaba a sus hijos, comentó que quería divorciarse de Wim. Él no sabía si lo decía «sólo» para llamar la atención. Se sentía impotente y, para no perderse, empezó a escalar de nuevo.

Un día, cuando Hof estaba solo en las montañas, Olaya saltó desde el octavo piso de la casa de sus padres en Pamplona.

Olaya estaba muerta. Enahm, Isabelle, Laura y Michael habían perdido a su madre, y Wim había perdido a su esposa. Se sentía culpable y los niños estaban destrozados.

Hof se dedicó a cuidar de sus hijos y, en ocasiones, se retiraba para estar a solas con la naturaleza para recargar las pilas. En aquel entonces, era una figura conocida en el Vondelpark. Con cuerdas y material de rápel, enseñaba a niños pequeños a trepar los árboles más altos. Los niños aprendían que podían hacer más de lo que pensaban y Hof podía disfrutar de un entorno natural, incluso en el corazón de Ámsterdam.

Más tarde, Wim se volvió a casar y tuvo otro hijo.

Innerfire

Los niños crecieron y Hof buscó nuevos desafíos. Sus técnicas de respiración, yoga y entrenamiento frío le proporcionaban una fuerza inmensa y le gustaba compartirla con los demás. Los medios de comunicación se fijaron en él. Motivado por la atención y el efecto que tenía en otras personas, Wim batió récord tras récord. Tomó el baño más largo en hielo, escaló cimas de montañas cubiertas de nieve en pantalón corto, corrió una maratón en Laponia a -30 °C y nadó cientos de metros bajo el hielo. Todos estos récords le hicieron ganarse el apodo de «el hombre de hielo».

Sus récords se dieron a conocer en televisión en Japón, Alemania, Polonia, España y muchos otros países. La BBC hizo un documental sobre él, y millones de personas veían sus hazañas en Internet.

Hof disfrutaba de la atención y las posibilidades de expansión de su cuerpo.

Pero algo hizo que empezara a sentir remordimientos. Tal vez porque se estaba haciendo mayor, o por sus cinco hijos, o quizá todavía estaba asumiendo el suicidio de Olaya.

Sentía la necesidad de compartir sus conocimientos y las posibilidades de su cuerpo con más personas. ¿Podían los demás hacer lo mismo que él? En 2007, Hof fue examinado por el reconocido Instituto Feinstein en Nueva York. Los resultados demostraron que aparentemente es capaz de controlar su sistema nervioso autónomo. Para Wim era lógico; después de todo, había entrenado para ello durante muchos años. Pero los investigadores pensaban que era una maravilla médica.

A partir de entonces, Hof se puso a disposición de la ciencia. Su principal objetivo era demostrar a los demás que también pueden hacer lo mismo que hace él. Era el principio de un mo-

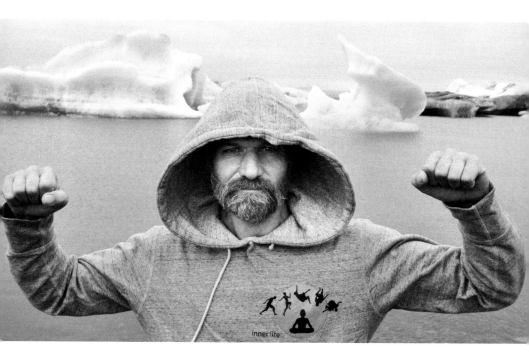

mento muy especial en la vida de Wim. Atraía cada vez más atención y aquellos que empezaron a utilizar su método estaban realmente entusiasmados.

En 2010, Enahm, el hijo mayor de Hof, fundó una empresa llamada Innerfire. La combinación de ejercicios respiratorios y entrenamiento frío demostró, una y otra vez, que tenía efectos de largo alcance en las personas, así que empezaron a organizar talleres y excursiones, y el método estaba cada vez más respaldado por la ciencia.

También en los Países Bajos, cada vez más gente está aprendiendo a entrenar con el método de Wim Hof (WHM) para que, en el futuro, se pueda usar bajo supervisión en muchos lugares del país.

Isabelle, la hija de Hof, y su hijo Michael ahora también trabajan en Innerfire.

Cada vez más personas están utilizando las técnicas de Wim, entre las que se encuentra el destacado artista holandés Theo Maassen, el exministro de finanzas Gerrit Zalm, deportistas, personas con reumatismo y la enfermedad de Crohn, psiquiatras, cardiólogos e internistas. También hay empresas que piden a Hof que se meta en baños de hielo con cientos de gerentes a la vez.

Al mismo tiempo, un número cada vez más grande de investigadores está estudiando el WHM en el Centro Médico de la Universidad de Radboud, en el Centro Médico de Ámsterdam y en universidades de Boston y Nueva York.

¿Por qué?

¿Cuál es el secreto del método de Wim Hof?

Eso es lo que vamos a explicar, empezando por el entrenamiento frío.

Entrenamiento frío

No puedes aprender nada del frío, pero
puedes aprender a no hacer algunas cosas.
WIM HOF

Somos adictos a temperaturas de alrededor de 20-21 °C. En verano encendemos el aire acondicionado del automóvil y en invierno ponemos la calefacción a unos 20 °C. Las empresas y las tiendas hacen lo mismo, así que pasamos gran parte de nuestro tiempo más o menos con la misma temperatura. El doble acristalamiento, el aislamiento y el hormigón nos ayudan a mantener la temperatura como nos gusta. Y para ponérselo más fácil a nuestro cuerpo, en invierno nos ponemos abrigos, bufandas, gorros, guantes y calcetines gruesos. Eso nos aporta una agradable sensación de comodidad.

Nos hemos acostumbrado a ello.

Y creemos que es una lástima. En realidad, en invierno podemos utilizar el frío en lugar de protegernos de él continuamente. La exposición al frío tiene un efecto beneficioso para nuestra salud y nuestro estado de ánimo. En algunas zonas de Escandinavia, Rusia y China es popular nadar en agujeros practicados en el hielo. Los nadadores hacen un agujero en el hielo con una sierra y se sumergen en el agua que está apenas por encima de los 0 °C.

Se considera que el frío aporta muchos beneficios. Supuestamente es bueno:

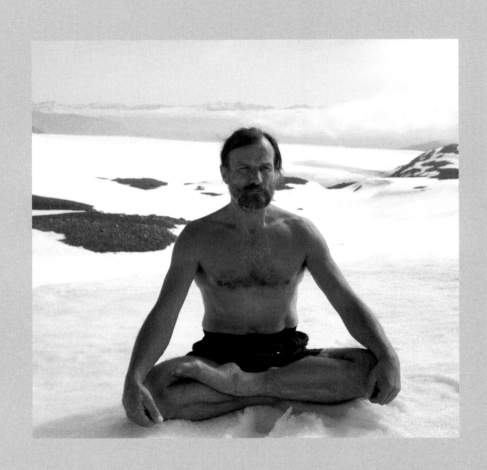

- para la circulación;
- para el corazón;
- para tener un cabello brillante;
- para una piel tersa;
- para los niveles de energía;
- para el estado de ánimo;
- contra las infecciones;
- para la autoestima.

¿Pero qué ocurre cuando tenemos frío? ¿Es cierto que la exposición al frío es tan beneficiosa?

Nuestro cuerpo tiene ciento veinticinco mil kilómetros de vasos sanguíneos. Si los colocáramos en línea recta darían la vuelta al mundo tres veces. Todos estos vasos sanguíneos garantizan que los millones de células de nuestro cuerpo obtengan suficientes nutrientes y oxígeno de manera continua. Puedes imaginar que, si desempeñan su función del modo correcto, el cuerpo entero funcionará mejor porque recibe más nutrientes y oxígeno. El cerebro funciona mejor y lo mismo sucede con los músculos, los intestinos, el corazón, el hígado y demás.

¿Qué más sabemos sobre los vasos sanguíneos?

Podemos percibir el latido de nuestro corazón en las arterias. Una de las más conocidas es la aorta, que conecta el corazón con las demás arterias. La arteria coronaria se asegura de que la sangre llegue al corazón. La cabeza y el cerebro reciben sangre a través de las arterias cerebrales. Los vasos sanguíneos se dividen y proporcionan sangre a todo el cuerpo. Los más pequeños se llaman capilares, ya que son muy estrechos. El oxígeno y los nutrientes se filtran a través de sus finas paredes hacia las células de tejido. La sangre pobre en oxígeno regresa al corazón a través de las venas.

Desde los intestinos, la sangre se transporta a través de la vena portal; primero hasta el hígado, donde se depura todo lo posible de sustancias dañinas.

Esta gigantesca red de arterias y venas es crucial para muchas funciones del organismo. Si los vasos sanguíneos están abiertos y realizan su función adecuadamente, todo el cuerpo se beneficiará de ello.

¿Qué tiene que ver todo esto con el frío?

Cuando nos exponemos al frío, por ejemplo, metiéndonos en un lago frío, nuestro cuerpo cierra de manera automática el flujo de sangre hacia las partes menos vitales del organismo. Eso es necesario, ya que la temperatura no debe descender de 35 °C y es más importante que el corazón siga latiendo que el dedo meñique del pie reciba suficiente sangre. Así que el cuerpo es suficientemente inteligente como para dar prioridad al corazón y a los otros órganos vitales. Los brazos y las piernas reciben menos sangre al contraerse los vasos sanguíneos. Esto garantiza que los órganos vitales (el corazón, el hígado, los pulmones y los riñones) reciban suficiente sangre para seguir funcionando. Empezamos a sentir un hormigueo en los brazos y las piernas y tal vez una sensación de ardor. Cuando el cuerpo se calienta de nuevo, los vasos sanguíneos se abren y la circulación se normaliza.

Mediante la exposición del cuerpo al frío, podemos entrenar nuestros vasos sanguíneos cerrándolos con firmeza y haciendo que se abran de nuevo. Es como entrenar los músculos. Por ejemplo, para entrenar los músculos débiles de los brazos, hacemos flexiones. Al principio, los músculos duelen y parecen más débiles, pero una vez que se han recuperado, son más fuertes. Lo mismo sucede con los vasos sanguíneos, y del mismo modo que nos beneficiamos de tener unos brazos más fuertes cuando no estamos haciendo flexiones, también nos beneficiaremos de tener los vasos sanguíneos abiertos cuando no tenemos frío. Pero tenemos que entrenarlos exponiéndolos al frío.

La gente que entrena en el frío de manera habitual dice, casi sin excepción, que siente menos el frío. Y lo que oímos una y otra vez es la «inyección» de energía que le proporciona el frío y cómo afecta a su estado de ánimo. Pero, a pesar de todos sus beneficios, el frío también es una fuerza peligrosa. Podemos conseguir muchas cosas si avanzamos poco a poco, pero si vamos demasiado rápido, puede resultar peligroso.

Daños a causa del frío

Si nos exponemos al frío extremo durante demasiado tiempo sin entrenamiento, corremos el riesgo de sufrir daños a causa del frío. Si nuestra temperatura corporal central desciende por debajo de 35 °C, el frío penetra en nuestros huesos y los tejidos pueden morir. Eso es lo que les ocurre a las personas que sufren congelación en los dedos de las manos y de los pies mientras escalan el Himalaya u otras cordilleras altas.

Primero, los dedos se ponen blancos, lo cual viene acompañado de una sensación de hormigueo o ardor. Al cabo de un rato, se entumecen por completo y entonces resulta peligroso. Si no se tratan, la piel adquiere un tono oscuro, o incluso negro, como si se hubiera quemado.

Naturalmente, la hipotermia (cuando la temperatura corporal desciende más de 35 °C) no sólo afecta a los dedos. Nuestras funciones metabólicas normales también están en riesgo: el ritmo cardíaco y la presión sanguínea disminuyen y la respiración es más lenta. Por último, perdemos el conocimiento y, al cabo de una hora, resulta mortal. En aguas congeladas, eso sucede incluso con más rapidez en personas que no están entrenadas, y el frío puede resultar mortal al cabo de tan sólo media hora.

Wim Hof puede permanecer en un tanque lleno de hielo durante una hora y media. Y su temperatura corporal permanece constante, a 37 °C. Su ritmo cardíaco y su presión sanguínea también se encuentran dentro de la normalidad.

¿Cómo es físicamente posible?

Una investigación realizada por Hopman *et al.* (2010) demuestra que, cuando se expone al hielo, el ritmo metabólico de Hof

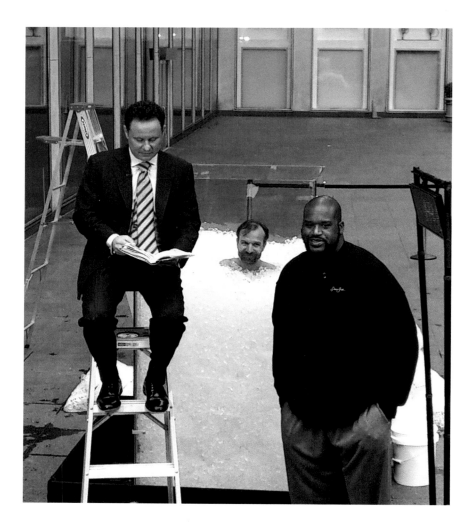

aumenta en un 300 por 100. Esto incrementa la producción de calor de su cuerpo. Según Hopman, Hof puede elevar el calor de su cuerpo tres veces más de lo normal. La mayoría de la gente empieza a temblar y a tiritar para conservar el calor, pero Hof no hace eso. Él mantiene el calor controlando su sistema nervioso autónomo, realizando ejercicios respiratorios justo antes de exponerse al frío.

Además, el entrenamiento de Hof le ha proporcionado una gran cantidad de grasa parda, lo que significa que conserva el calor con más facilidad.

Existen dos tipos de grasa:

1. Grasa blanca.
2. Grasa parda.

La grasa blanca se utiliza principalmente para almacenar energía; es una reserva de nutrientes. Bajo la piel, sirve de aislamiento para el cuerpo y protege los órganos. También garantiza que permanezcan en su sitio.

La función principal de la grasa parda es calentar el cuerpo quemando ácidos grasos y glucosa.

Una de las consecuencias de sus muchos años de entrenamiento es que Hof tiene una gran cantidad de grasa parda. La grasa parda es una especie de tejido graso que libera energía de forma directa, generando calor. Los bebés recién nacidos, por tanto, tienen mucha grasa parda para poder entrar en calor rápidamente en un entorno frío. Al cabo de nueve meses, les queda muy poca grasa parda y cada año disminuye más (¿tal vez debido a la ropa y las mantas?).

Los adultos que viven en sociedades occidentales apenas tienen grasa parda.

Los tejidos adiposos pardos se pueden activar mediante el frío (de Marken-Lichtenbeld *et al,* 2011). Los ácidos grasos se activan a los 18 °C para mantener el cuerpo a la temperatura adecuada. Cuanto más baja es la temperatura, más cantidad de tejido adiposo pardo se activa. En una habitación a 11 °C, gracias a su grasa parda, Hof produce un 35 por 100 más de calor corporal que a una temperatura normal. Su calor corporal aumenta hasta un 50 por 100, mientras que adultos jóvenes sólo producen un 20 por 100 más de temperatura corporal a la misma temperatura.

Las personas que tienen sobrepeso (que es siempre grasa blanca) y entrenan en el frío enseñan a su cuerpo a transformar la grasa blanca en energía mediante la grasa parda.

Los beneficios del entrenamiento frío no sólo se encuentran en los vasos sanguíneos y la grasa parda, sino también en la producción de glóbulos blancos.

¿Qué son los glóbulos blancos?

Por nuestro cuerpo fluyen entre cinco y seis litros de sangre. La sangre está compuesta por un 55 por 100 de plasma y un 45 por 100 de glóbulos. El *plasma* contiene principalmente agua con minerales, carbohidratos, grasas, hormonas y más de cien tipos distintos de proteínas.

Existen tres tipos de corpúsculos: las plaquetas sanguíneas (trombocitos), los glóbulos rojos (eritrocitos) y los glóbulos blancos (leucocitos). Las plaquetas ayudan a curar heridas asegurando que la sangre deje de fluir y formando una costra. Los glóbulos rojos absorben el oxígeno en los pulmones y lo transportan a los órganos. Las células contienen hemoglobina, que otorga a la sangre su color rojo y se une al oxígeno. Los glóbulos blancos es el nombre colectivo que reciben diversas células. Son más grandes que los glóbulos rojos y tenemos menos cantidad. Defienden el cuerpo contra infecciones de sustancias extrañas como bacterias, virus, parásitos y hongos. Si tenemos una infección, también tenemos más glóbulos blancos, ya que el organismo los produce para combatirla.

Un estudio llevado a cabo por la Thrombosis Foundation (Documentation Center, 1994) demuestra que las personas que toman una ducha de agua fría a diario también tienen más glóbulos blancos. Los investigadores explican que el aumento de glóbulos blancos mediante la activación del sistema inmunitario provoca que se libere una mayor cantidad de éstos.

Una gran ventaja de conocer las grasas parda y blanca, y los glóbulos rojos y blancos es que entonces también conocemos (un poco) lo que le sucede a nuestro organismo cuando nos exponemos al frío. Eso puede hacer que te entrenes para soportar el frío.

Exceso de peso, hongos, virus, vasos sanguíneos abiertos: el entrenamiento frío puede afectar a una gran cantidad de molestias y procesos físicos. Pero incluso sin estos conocimientos, notarás que algo ocurre si tomas duchas de agua fría o si te metes en un baño de hielo.

El 1 de enero de 2015, más de tres mil personas empezaron a tomar duchas de agua fría como parte del «Cool Challenge».[2] Uno de los que iniciaron el reto fue el doctor Geert Buijze, del Centro Médico de Ámsterdam. Wim Hof experimenta efectos claros por la exposición al frío extremo en combinación con ejercicios respiratorios. Pero Buijze sentía curiosidad por saber si tan sólo tomar duchas de agua fría tendría efecto alguno por sí mismo.

Cabe destacar la cantidad de gente que rápidamente se acostumbró al frío después de sólo tres o cuatro duchas y ya empezó a notar los beneficios. Muchos dijeron que, después de ducharse, su piel se volvía roja con rapidez: señal de una buena circulación sanguínea.

Para saber más acerca de sus experiencias y los resultados del estudio, visita www.coolchallenge.nl

Perfil de Jack Egberts, que trabajó con el WHM.

JACK EGBERTS (1971)

Jack Egberts es un abogado de Leeuwarden, en la provincia de Frisia, al norte de los Países Bajos. Lleva un tiempo cansado y apático. No se reconoce a sí mismo en ese estado; siempre ha sido activo y enérgico. Resulta que padece la enfermedad de Lyme. Los médicos que diagnosticaron la enfermedad poco pueden hacer por él, pero Egberts no lo acepta y busca alternativas en Internet. Al realizar la búsqueda «más energía», encuentra a Wim Hof. Siente curiosidad de inmediato y quiere saber más.

Egberts tiene un gran y exitoso bufete de abogados y nunca hace las cosas a medias, así que cuando encuentra a Wim, no se apunta para un solo día, sino directamente para una semana entera. Los efectos favorables del entre-

---

2. Del inglés, «Reto frío», aunque es un juego de palabras, ya que *cool* significa «frío» o «guay». *(N. de la T.).*

namiento frío son inmensos. Después de una semana practicando «Hoffing», como él lo describe, apenas tiene molestias por la enfermedad de Lyme. Mejor todavía, tiene más energía que antes de padecer la enfermedad. Todo cambia: su energía, sus hábitos alimenticios. Todos los síntomas de Lyme han desaparecido.

Al principio, Egberts tiene muchas reservas. Todo es demasiado bueno para ser cierto. Sigue siendo un frisón con los pies en el suelo y un abogado que ha leído mucho: la racionalidad es la que manda. Sin embargo, pronto es incapaz de guardarse sólo para él su entusiasmo acerca de los resultados del entrenamiento. Convence a su madre, que lleva años tomando medicación para la presión sanguínea alta, para que tome duchas de agua fría. Egberts explica la historia con una sonrisa de oreja a oreja: al cabo de un mes, ya no tiene síntomas y puede dejar la medicación completamente.

Relatos como éste aparecen de manera regular en este libro. Naturalmente, su única intención es informar y motivarte, no pretenden animarte a que dejes de tomar medicación o seguir un tratamiento sin consultar primero con tu médico.

¿Te gustaría saber cómo puede beneficiarte esto?

Aquí tienes unos cuantos ejercicios que puedes hacer tú solo.

HAZLO TÚ MISMO: TOMA DUCHAS DE AGUA FRÍA

Toma una ducha de agua caliente, como siempre. Después, con el agua aún caliente, empieza a realizar ejercicios de respiración. Inspira y espira poco a poco. Toma una respiración profunda y expulsa el aire despacio. Continúa haciendo esto durante un minuto, aproximadamente, tomando entre seis y diez respiraciones. Entonces pon el agua fría.

Lo cierto es que empezarás a respirar con más rapidez y el frío te impactará. El truco es volver a respirar con calma. Controla tu respiración bajo el agua fría. En el momento en el que tengas tu respiración bajo control, sentirás el frío de un modo distinto. Si te resulta difícil poner el agua fría de golpe, hazlo en dos o tres pasos. También puedes empezar simplemente colocando los pies debajo del chorro de agua fría, y después las manos y los brazos, de manera gradual, hasta que todo tu cuerpo esté bajo el agua fría.

Permanece bajo la ducha de agua fría durante un minuto.

Si eres incapaz de relajarte con el ejercicio de respiración, prueba otro truco: frótate. Puedes «llevar» el chorro de agua fría por tu cuerpo con las manos. Masajéate los brazos y las piernas a medida que el agua caiga por encima. Así puede que el frío parezca menos frío.

HAZLO TÚ MISMO: UN RECIPIENTE LLENO DE AGUA HELADA

Llena un recipiente con agua helada. Añade hielo (por ejemplo, puedes hacer hielo colocando recipientes de plástico llenos de agua en el congelador). Mete las manos en el agua fría. Al principio sentirás un hormigueo doloroso, ya que los vasos sanguíneos se contraen, pero el dolor disminuirá rápidamente. Cuando sientas que tus manos se calientan, puedes parar. Parece una locura que tus manos se calienten estando en agua helada, pero sucede porque tu cuerpo «sube el termostato». Si tus manos no se han calentado al cabo de dos minutos, también puedes parar.

¿Cómo es posible que se calienten las manos mientras están en agua helada?

Wim lo llama «frotis colateral» y es causado por la hormona que hace que las paredes de los vasos sanguíneos sean fuertes y elásticas. Cuando sumergimos partes de nuestro cuerpo en agua fría, éste libera hormonas de refuerzo y hormonas anticongelantes. Estas hormonas se aseguran de que el sistema vascular siga funcionando automáticamente.

Las duchas de agua fría y el recipiente de agua fría con hielo dentro son ejercicios excelentes con los que empezar. Te recomendamos que lo pruebes durante un mes. Tras ese mes, puedes continuar con tu entrenamiento frío. En invierno, puedes nadar en el exterior. ¿No sería fantástico si, en un par de años, la gente empezara a nadar en masa en los canales de Ámsterdam en invierno? Mientras escribía este libro, me entusiasmé tanto por el entrenamiento frío que fui a nadar al canal Admiralengracht de Ámsterdam en diciembre, durante una ligera helada. Después de unas cuantas veces, empecé a recibir cada vez más reacciones de la gente. La mitad sentía curiosidad y tuvimos conversaciones fascinantes sobre el frío, la salud y las enfermedades. Otros pensaban que estaba mentalmente enfermo y que debía protegerme de mí mismo. Alguien llamó a la policía y tuve que explicar por qué estaba nadando en el canal. Después de explicar que estaba escribiendo este libro y hablar del entrenamiento frío, dejaron que me fuera a casa para entrar en calor. Esto demuestra lo nuevo y lo poco habitual que es todo esto. Nadar en el canal; muchos de mis amigos pensaban que era una estupidez y que el agua estaba sucia. Yo creía que no sería para tanto; después de todo, la princesa Máxima también había nadado en los canales durante el Amsterdam City Swim para recaudar dinero para la investigación de enfermedades raras; en 2014, era la esclerosis lateral amiotrófica (ELA). Si permitieron que incluso la princesa (ahora reina) nadara en el canal, entonces no podía ser tan peligroso.

De todos modos, antes de que vayas con una sierra a hacer un agujero en el hielo y te zambullas en el agua fría, empieza tomando duchas de agua fría y realizando ejercicios respiratorios.

Resumen:

- La exposición al frío mejora la circulación.
- La exposición al frío activa el tejido adiposo pardo.
- La exposición al frío activa la producción de los glóbulos blancos.

- Hazlo tú mismo: toma duchas de agua fría.
- Hazlo tú mismo: sumerge las manos y los pies en un recipiente de agua helada.

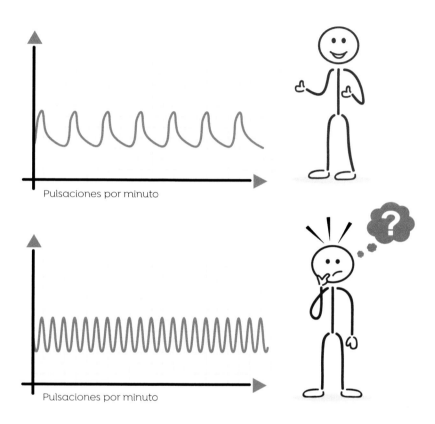

Pulsaciones por minuto

Pulsaciones por minuto

Respiración

No es un truco, es fisiología.
WIM HOF

Empezamos el capítulo sobre el frío con la suposición de que preferimos temperaturas de aproximadamente 20-21 °C y hemos explicado cómo el frío puede tener un efecto positivo en nuestro estado de ánimo y en nuestra salud. También existe una gran posibilidad de que te hayas acostumbrado a llevar a cabo tu respiración de un modo en concreto, y eso se puede mejorar.

Mucha gente respira trece, quince, diecisiete, veinte o tantas como veintidós o más veces por minuto. Incluso cuando estás tranquilamente sentado en un sillón leyendo un libro. ¿Entonces es malo respirar más rápido? Sí, puede serlo y a continuación explicamos por qué.

Los ejercicios respiratorios tienen muchos beneficios. Se afirma que:

- ayudan a relajarse;
- aportan más energía;
- ayudan a dormir mejor;
- ayudan a combatir los dolores de cabeza;
- son buenos para los deportistas extremos;
- ayudan con los problemas de espalda y cuello;
- ayudan a combatir los problemas intestinales.

Antes de que expliquemos más cosas sobre la fisiología de la respiración, es interesante echar primero un vistazo a cómo estás respirando en este momento.

HAZLO TÚ MISMO: COMPRUEBA TU RITMO DE RESPIRACIÓN

Cuenta con qué frecuencia respiras por minuto. Cada respiración comienza cuando empiezas a tomar aire y termina cuando dejas de soltarlo, justo antes de inspirar de nuevo. Así que cuenta cada cuánto respiras durante sesenta segundos y conocerás tu ritmo de respiración en este momento.

Sólo por el hecho de contar tus respiraciones, probablemente empezarás a respirar de un modo distinto, tal vez porque estás prestando atención. Por tanto, no obtendrás una imagen exacta de cómo respirabas antes de empezar a contar, pero te dará una idea aproximada.

Si respiras más de diez veces por minuto, entonces tu cuerpo está preparado para la acción de un modo que no es compatible con estar sentado tranquilamente. Puedes imaginar que, si estás sentado en un sillón y estás respirando, digamos, dieciocho veces por minuto, esa parte de tu cuerpo está actuando como si estuviera corriendo por el parque, y lo cierto es que no puedes mantener ese ritmo todo el día, y mucho menos semanas enteras. Las personas que sufren fatiga suelen observar a los ciclistas del Tour de Francia con admiración y fascinación. Es duro pedalear más de ciento cincuenta kilómetros cada día durante tres semanas. Aun así, las personas que se sienten cansadas y tienen un ritmo respiratorio alto trabajan casi igual de duro. Cuando un ciclista de competición descansa, sólo respira seis veces por minuto y tiene un ritmo cardíaco de menos de cuarenta pulsaciones. Las personas que están cansadas respiran demasiado rápido todo el día y la mayoría tiene un ritmo cardíaco superior a setenta pulsaciones cuando descansa.

Si el ritmo respiratorio rápido se convierte en algo normal en ti, empezarás a tener problemas de salud.

He descrito los beneficios de respirar con tranquilidad anteriormente, en *Verademing,* un libro que escribí con el psiquiatra Bram Bakker. En ese libro, demostramos cómo la respiración irregular conlleva problemas de salud. Cuando hablo de respirar de forma irregular, me refiero a respirar rápido, pero puede que también respires más profundamente de lo necesario.

Existe un creciente interés en respirar del modo correcto. Cada vez más doctores y psicólogos recomiendan realizar ejercicios de respiración para relajarse. El yoga, la meditación y el *mindfulness* se están popularizando cada vez más, y existen cada vez más pruebas científicas de los efectos beneficiosos de los ejercicios respiratorios y la meditación. La ciencia está construyendo un puente entre las antiguas técnicas de meditación y la medicina occidental mucho más joven.

Técnicas de respiración: Buteyko y Van der Poel

Existen muchas técnicas para respirar además de la meditación. Los métodos de Konstantin Buteyko y Van der Poel son muy populares en los Países Bajos. Buteyko (1923-2003) era un doctor ucraniano que estudió medicina en Moscú y descubrió el efecto de los ejercicios respiratorios en la salud el 7 de octubre de 1952. Tuvo que diagnosticar a un paciente que respiraba con fuerza y, en ocasiones, se quedaba sin aliento. Buteyko pensaba que estaba tratando a un paciente con asma y ansiedad pero, para su sorpresa, no había signos de asma y el paciente tenía la presión arterial alta.

Como él mismo sufría de presión arterial elevada, eso le hizo pensar. Él también respiraba profundamente y con fuerza, así que fue a su consulta e intentó calmar su respiración todo lo posible. Para su sorpresa, notó que su presión sanguínea había disminuido y su dolor de cabeza desapareció.

Buteyko empezó a buscar otros vínculos entre la respiración y los problemas de salud. Con mucha práctica, incluso consiguió que su presión sanguínea volviera a la normalidad sin medicación. Utilizó esta experiencia para empezar a trabajar con pacientes. Los ayudaba a respirar con más tranquilidad y menos profundamente, y notó que los pacientes con asma podían detener los ataques si seguían respirando con tranquilidad.

A finales de la década de 1950, Buteyko consiguió su propio laboratorio con los equipos más modernos, y le pusieron a cargo de un equipo de especialistas médicos. Era el momento de estudiar el vínculo entre la respiración, una gran variedad de procesos químicos del organismo y diversas enfermedades desde una perspectiva científica.

La investigación de Buteyko demostró que la respiración profunda y rápida puede provocar problemas de salud, entre los que se incluyen presión sanguínea alta, asma, alergias, ataques de pánico, bronquitis crónica, fiebre del heno, problemas para dormir y dolores de cabeza.

Estos conocimientos se filtraron de forma lenta en la medicina regular. Stans van der Poel (1955), una antigua ayudante de laboratorio de la función pulmonar, ha estado trabajando durante muchos años para que la respiración y los ejercicios respiratorios ocupen un lugar más destacado en los servicios sanitarios: si respiramos más pausadamente, nuestro rimo cardíaco disminuirá y de esta manera mejoraremos la proporción de oxígeno y dióxido de carbono en sangre. Van der Poel ha desarrollado un equipo para medir la respiración, el ritmo respiratorio, el ritmo cardíaco y su variabilidad. La ventaja de este equipo es que permite ver cifras y medidas tanto si los ejercicios respiratorios funcionan como si no.

Van der Poel descubrió que, además de los diagnósticos de Buteyko, las personas con fatiga crónica, agotamiento, fibromialgia y encefalomielitis miálgica también respiran más rápido o más profundamente de lo necesario.

Los pacientes que pudieron ver por las mediciones que su ritmo cardíaco disminuía se motivaron para empezar a realizar los ejercicios. Además de los ejercicios respiratorios, Van der Poel pidió encarecidamente a esas personas que empezaran a hacer ejercicio.

Cuando hacemos deporte, la respiración es un importante indicador de si estamos haciendo ejercicio con demasiada intensidad. La respiración también puede mostrar durante un examen de estrés qué ritmo cardíaco es mejor para recuperar la energía. Es muy importante saber eso, en especial las personas que padecen fatiga.

Nuestros conocimientos sobre la respiración se pueden utilizar y redescubrir de varios modos. Gracias al yoga, la meditación, los doctores rusos y una ayudante de laboratorio de la función pulmonar holandesa, ahora tenemos equipos y una serie de aplicaciones que nos ayudan. Los médicos occidentales, y cada vez más gente común, están recomendando y realizando los ejercicios, con Wim Hof como principal impulsor.

¿Por qué la respiración se está haciendo tan popular?

Para averiguar más sobre ello, primero echaremos un vistazo a la fisiología de la respiración.

El oxígeno y el dióxido de carbono

Recapitulemos. Inspiramos oxígeno y espiramos dióxido de carbono. El oxígeno es transferido al torrente sanguíneo a través de los pulmones y es transportado a todo el organismo. El exceso de dióxido de carbono es transportado en la dirección contraria. Los pulmones tienen una estructura jerárquica que consta de dos partes: el pulmón izquierdo y el pulmón derecho.

El oxígeno entra en los pulmones a través de la tráquea y pasa a través del bronquio principal hacia ramificaciones más pequeñas conocidas como bronquiolos. Los bronquiolos desembocan en los alvéolos, unos sacos de aire en el interior de los pulmones donde el oxígeno entra en contacto con la sangre. Durante este «intercambio de gases», la proporción de oxígeno y dióxido de carbono en el pulmón y en la sangre es la misma. Esto se debe a lo que conocemos como la ley de los «vasos comunicantes». La proporción ideal de oxígeno y dióxido de carbono en la sangre es 3:2.

El oxígeno es importante para liberar energía de los nutrientes, mientras que el dióxido de carbono lo es para mantener los vasos sanguíneos abiertos. El dióxido de carbono se considera erróneamente un desecho, algo que debe ser expulsado del organismo, pero es esencial que los vasos sanguíneos estén abiertos para que el oxígeno pueda alcanzar todas las partes del cuerpo.

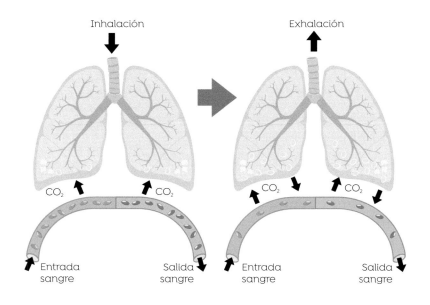

Intercambio de gases en los pulmones

La respiración no sólo está directamente relacionada con los niveles de oxígeno y dióxido de carbono en la sangre, sino también con el ritmo cardíaco. El corazón y los pulmones están inextricablemente vinculados. Si respiramos más rápido, casi con seguridad nuestro ritmo cardíaco aumentará y si respiramos de una manera diferente, no sólo cambia nuestro ritmo cardíaco, sino también su variabilidad. La variabilidad o coherencia del ritmo cardíaco es la variación de tiempo entre dos latidos sucesivos.

Una persona con un ritmo cardíaco de sesenta latidos por minuto en reposo puede tener una pausa de aproximadamente un segundo entre cada latido pero, con un ritmo cardíaco en reposo de sesenta latidos por minuto, también se pueden tener intervalos de entre medio segundo y un segundo y medio entre latidos. Lo segundo es mucho mejor que lo primero.

Al contrario de lo que la mayoría de la gente piensa, es importante que el corazón no lata de manera regular y que el intervalo entre latidos varíe. Un corazón sano latirá más rápido en estado de reposo durante la inspiración que durante la espiración. En su libro superventas *Curación emocional,* el psiquiatra francés David Servan-Schreiber escribe extensamente sobre la importancia de una buena variabilidad del ritmo cardíaco, y afirma que las personas que sufren depresión, estrés o cáncer, o que se encuentran en la fase final de sus vidas, tienen, sin excepción, una variabilidad del ritmo cardíaco baja. Servan-Schreiber respalda estas audaces afirmaciones con toda una serie de estudios científicos. También explora el vínculo que existe entre la variabilidad del ritmo cardíaco y el sistema nervioso autónomo.

En *Curación emocional,* Servan-Schreiber describe cómo ha dejado de ayudar a personas con trastornos de ansiedad y depresión solamente con medicación; también les da ejercicios para mejorar su variabilidad del ritmo cardíaco. Él lo llama «tratamiento complementario». Escribe:

«Podemos ser testigos de esta interacción entre el cerebro emocional y el corazón en la variabilidad constante de un ritmo cardíaco normal. Como las dos ramas del sistema nervioso autónomo siempre están en equilibrio, se encuentran continuamente en el proceso de acelerar y desacelerar el corazón. Ese cambio es el motivo por el cual el intervalo entre dos latidos consecutivos nunca es idéntico. Esta variabilidad del ritmo cardíaco es del todo saludable; de hecho, es una señal de un funcionamiento adecuado del freno y el acelerador, y por tanto, de nuestro sistema fisiológico general».

La variabilidad del ritmo cardíaco, el sistema nervioso y la respiración

El freno y el acelerador también son conocidos como los sistemas nerviosos parasimpático y simpático. El sistema simpático está vinculado a todo lo que tiene que ver con la acción. Si es dominante, el organismo estará en modo de «lucha o huida». La respiración será más rápida, el sistema digestivo dejará de funcionar momentáneamente y la sangre pasará de la piel a los músculos, los órganos internos y el cerebro. Por eso, el sistema simpático se suele comparar con el acelerador de un vehículo.

El sistema nervioso parasimpático regula todo lo relacionado con la recuperación: ritmo cardíaco bajo, respiración pausada, buen torrente sanguíneo hacia la piel y sistema digestivo activo. El sistema parasimpático es, por tanto, conocido a veces como el pedal de freno del organismo.

Pieter Langendijk y Agnes van Enkhuizen, en su libro de 1989 acerca de cómo el sistema nervioso parasimpático está relacionado con el estrés y las enfermedades mentales y físicas, describen la influencia del sistema nervioso parasimpático en nuestra salud. El libro también contiene datos concretos de estudios recopilados por el profesor Tony Gaillard para el instituto holandés de investigación TNO. Los resultados demuestran que existe una correlación directa entre la actividad decreciente del sistema nervioso parasimpático y problemas de salud físicos. También está claro que los ejercicios respiratorios pueden activar el sistema parasimpático (que conste que el sexo también es fundamentalmente una actividad parasimpática).

Los siguientes gráficos muestran cómo influye la respiración en la variabilidad del ritmo cardíaco.

Respiración demasiado rápida

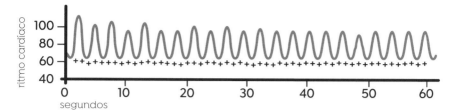

La línea ondulada es la respiración; sube al inspirar y baja al espirar. Cada vez que la línea ha subido y bajado de nuevo forma un ciclo respiratorio. Los signos positivos muestran el ritmo cardíaco. El eje vertical indica los latidos por minuto y el horizontal el tiempo en segundos. Este gráfico muestra la respiración de una mujer de cuarenta y dos años sentada en una silla durante un minuto. Su ritmo respiratorio es 22 y su ritmo cardíaco medio es 61. Su ritmo cardíaco es bueno y bajo, pero su ritmo respiratorio es elevado, lo que demuestra que no está tranquila. Para ilustrarlo, veamos el siguiente gráfico en el que se muestran los resultados después de haber realizado ejercicios respiratorios durante un minuto.

Respiración pausada

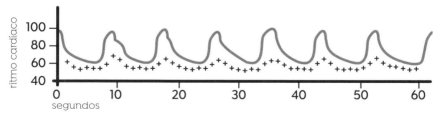

Su ritmo respiratorio es automáticamente mucho más bajo, ya que se está concentrada en su respiración. Ahora respira sólo 7 veces por minuto, en lugar de 22. Y no sólo su ritmo respiratorio desciende de manera pronunciada; su ritmo cardíaco también responde al ejercicio, ya que la media es ligeramente superior a 62, pero la variación es bastante mejor. Como muestran de forma clara estos gráficos, si existe un buen patrón de respiración, el ritmo cardíaco varía junto con dicho patrón.

Concentrarse en ejercicios respiratorios es una manera muy buena de mejorar la variabilidad del ritmo cardíaco. Si tienes una imagen clara de la variabilidad de tu ritmo cardíaco, puedes determinar qué ejercicios de respiración funcionan adecuadamente. Por ejemplo, el aparato Co2ntrol, de Stans van der Poel, puede resultar muy efectivo pero es muy costoso para particulares. Por eso es bueno que puedas hacer gran parte de ello tú solo, concentrándote en tu ritmo cardíaco. Los tensiómetros más económicos están bien para empezar. Siéntate, colócate el tensiómetros en tu brazo (si no dispones de ninguno, probablemente puedas tomar uno prestado de un amigo aficionado al deporte) y comprueba tu ritmo cardíaco al cabo de dos minutos. Realiza los ejercicios respiratorios descritos en este capítulo y observa qué ocurre. Si tu ritmo cardíaco varía con tu respiración, todo está bien.

La respiración y los problemas de salud

Respirar de manera incorrecta puede provocar toda una variedad de problemas de salud. Aquí explicaremos cinco de ellos:

1. Dolor en los hombros o en el cuello.
2. Agitación.
3. Problemas intestinales.
4. Cansarse con rapidez.
5. Palpitaciones del corazón.

Todos estos problemas están relacionados con la respiración de distinto modo.

1. DOLOR EN LOS HOMBROS O EN EL CUELLO

Tenemos músculos respiratorios accesorios en el cuello que nos ayudan a respirar más rápido durante cortos períodos de tiempo. Si respiramos de forma continuada más rápido de lo necesario, estos músculos se sobrecargan y empiezan a doler.

Es como el dolor que se siente en los músculos de las piernas después de correr una larga distancia. Si descansamos, el dolor en las piernas desaparece, y lo mismo sucede con los músculos de los hombros o del cuello: si respiramos más pausadamente, el dolor desaparecerá.

2. AGITACIÓN

Nos sentimos agitados porque respirar demasiado rápido altera el modo en que nuestro cuerpo gestiona las hormonas. Producimos demasiada adrenalina y eso hace que nos sintamos agitados e inquietos.

3. PROBLEMAS INTESTINALES

Si el equilibrio entre oxígeno y dióxido de carbono en la sangre se ve afectado, tendrá un fuerte efecto en los intestinos.

Muchas personas con patrones de respiración inapropiados se sienten hinchadas, eructan con frecuencia o padecen flatulencia. Estos problemas pueden resultar un inconveniente, pero no son graves.

4. CANSARSE CON RAPIDEZ

Respirar demasiado rápido puede agotarnos físicamente. Eso se debe a que utilizamos de manera continua nuestras reservas de glucosa de alta energía. En líneas generales, nuestro cuerpo tiene dos fuentes de combustible: las grasas y la glucosa. Si respiramos demasiado rápido, el cuerpo usa sus reservas de glucosa con más rapidez de la necesaria, por lo que tenemos menos reservas de glucosa que de grasas. Quemar el combustible de nuestro cuerpo de forma inadecuada provoca que sintamos necesidad de azúcar y comidas dulces con más rapidez y más frecuencia.

5. PALPITACIONES DEL CORAZÓN

La expulsión excesiva de dióxido de carbono hace que los vasos sanguíneos se contraigan; los mismos vasos sanguíneos que se expanden de nuevo tras ser expuestos al frío. El corazón trata de compensar esto bombeando sangre a través del organismo lo más rápido posible. Es una respuesta muy inteligente por parte del cuerpo, pero hace que muchas personas padezcan ansiedad o se queden sin respiración y tengan palpitaciones.

La respiración y trastornos graves relacionados con el estrés

Además de estos cinco problemas de salud comunes, el psiquiatra Bram Bakker también establece un vínculo entre un ritmo respiratorio elevado y ciertos trastornos psiquiátricos. Cuanto más grave es el problema, más difícil es imaginar que los ejercicios respiratorios puedan ofrecer una solución. Aun así, también vale la pena tenerlos en cuenta como un modo de abordar trastornos psiquiátricos graves.

Respirar demasiado rápido es un signo de estrés. Eso significa que, en el caso de cualquier problema psicológico relacionado con el estrés, el paciente puede tener un ritmo respiratorio alto. Aunque el estrés es un factor en la mayoría de problemas psicológicos, en la práctica está vinculado principalmente y de forma más común con trastornos de ansiedad y depresión. Respirar rápido también demuestra que juega un papel importante en las numerosas dolencias físicas todavía sin explicar que están afectando a cada vez a más personas.

El estrés sólo aparece de forma explícita en dos diagnósticos: trastorno agudo de estrés y trastorno de estrés postraumático.

Ambos trastornos sólo pueden diagnosticarse como tales si el paciente ha sufrido una experiencia traumática. Esto se refiere, por definición, a acontecimientos inesperados y dramáticos que podrían haber resultado en una lesión grave o incluso la muerte. Tales eventos pueden derivar en problemas psicológicos y de estrés, y pueden afectar a la respiración a corto plazo o de un modo más permanente.

Además de estos dos trastornos relacionados con el estrés, otros trastornos de ansiedad vienen acompañados de una respiración agitada. El más común es el trastorno de pánico, antes conocido como síndrome de hiperventilación. Este diagnóstico ya no se utiliza, ya que no existe ningún vínculo causal entre la hiperventilación y los ataques de pánico; en otras palabras, la hiperventilación no *siempre* conduce a ataques de ansiedad y las personas que sufren ataques de pánico no *siempre* hiperventilan. Un punto importante de discusión es cómo se define la hiperventilación. En casos muy obvios no existe ninguna diferencia, pero ¿cuánta importancia tiene un ritmo respiratorio ligeramente elevado, por ejemplo, en una situación en la que alguien está sentado en el sofá de casa y está respirando dos veces más rápido de lo que necesita en realidad?

Hasta donde sabemos, esto no ha sido estudiado, pero sospechamos que muchas personas que padecen un trastorno de ansiedad tienen un ritmo respiratorio en exceso elevado mientras están en reposo.

Los ejercicios de respiración y relajación como tratamiento para los trastornos de ansiedad se han investigado ampliamente y se ha descubierto que son efectivos. Sin embargo, los psicólogos y psiquiatras apenas los utilizan. La «relajación aplicada» se puede encontrar en las pautas oficiales para el tratamiento del trastorno de ansiedad general, pero sólo si la terapia cognitiva no está disponible o no puede ser aplicada por alguna razón. La terapia cognitiva, por ejemplo, sólo funciona con personas de inteligencia media o alta, mientras que la relajación aplicada, al igual que el WHM, funciona con todo el mundo. La relajación aplicada se puede utilizar para ayudar a alguien a reconocer las señales tempranas del pánico y controlarlas mediante ejercicios de relajación. Primero, el paciente aprende a relajarse. Después, la relajación se puede asociar con una palabra concreta que tenga un efecto calmante. Esto se puede usar cuando suceden las señales de pánico para evitar que la situación empeore.

Hemos dado este pequeño rodeo dentro de la psiquiatría para enfatizar la importancia de la respiración al tratar una gran variedad de problemas de salud. Y para demostrarlo, además de los ejercicios respiratorios del WHM, existen otros ejercicios que se pueden utilizar para relajarse.

Entonces, ¿por qué las personas respiran tan rápido?

¿Qué es lo que provoca que muchos de nosotros respiremos de forma incorrecta? Respirar pausadamente debería ser tan automático como otras funciones del cuerpo. Nuestra temperatura corporal es siempre de 36,8 °C, nuestro corazón no deja de latir y nuestros ojos parpadean por sí mismos; entonces ¿por qué no respiramos pausadamente de manera natural si es mejor para nosotros? Parece que una estimulación excesiva, las preocupaciones, tener la cabeza llena de cosas y la presión mental persistente afectan a nuestra respiración.

La respiración y el cerebro

El neocórtex es la parte del cerebro que distingue a los humanos del resto de animales. *Neo* significa «nuevo» en latín y, en términos de la evolución, el neocórtex es la parte más joven del cerebro. Lo utilizamos para analizar y calcular, y también es donde se centra nuestro sentido del lenguaje. Pero es también la parte del cerebro que nos permite preocuparnos por lo que va a suceder dentro de dos semanas, o que nos sintamos irritados por algo que ha ocurrido en algún momento del pasado.

El cerebro «mamífero», o emocional, es donde procesamos las emociones que compartimos con otros animales, como el miedo, la agresión, el amor y la pena. El sistema límbico se encuentra en esta parte del cerebro.

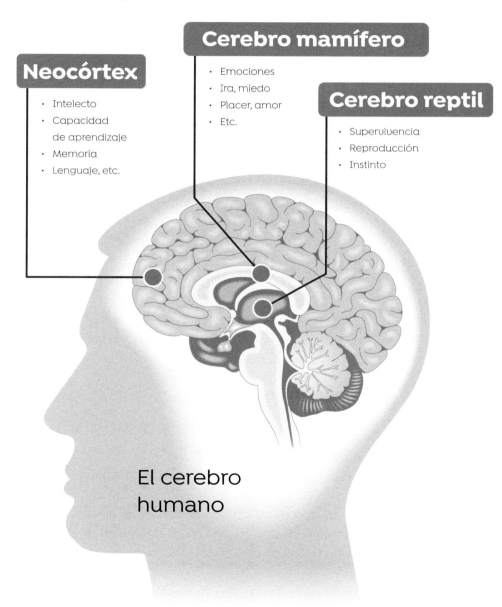

Cerebro mamífero

- Emociones
- Ira, miedo
- Placer, amor
- Etc.

Neocórtex

- Intelecto
- Capacidad de aprendizaje
- Memoria
- Lenguaje, etc.

Cerebro reptil

- Supervivencia
- Reproducción
- Instinto

El cerebro humano

Una capa más profunda es el cerebro reptil, que es donde encontramos las funciones que compartimos con los reptiles. Por eso nuestra temperatura corporal permanece a 36,8 °C, incluso si no le prestamos atención. Aquí también se regulan la presión sanguínea, el ritmo cardíaco y la respiración.

El neocórtex también filtra los estímulos externos. Las investigaciones han demostrado que en la actualidad estamos expuestos a tantos estímulos externos en un solo día como todos los que una persona de la Edad Media recibía en toda su vida. Tenemos que tomar una media de 2800 decisiones al día. Todos los días. Por tanto, no es de extrañar que, en algún momento, recibamos demasiadas señales como para poder manejarlas. Y una de las maneras en que se manifiesta el consiguiente nerviosismo es con una respiración más rápida.

Un neocórtex sobrestimulado nos puede hacer respirar más rápido, también puedes utilizarlo para ralentizar tu respiración.

Ejercicios respiratorios que te ayudan a relajarte

Los ejercicios de mi libro *Verademing* se centran principalmente en la relajación para recuperar el equilibrio normal entre oxígeno y dióxido de carbono en el organismo.

Aquí tienes dos ejercicios que son buenos para conseguirlo:

• Inspira por la nariz.
• Espira por la nariz.
• Haz una pausa.

• Inspira por la nariz.
• Espira por la nariz.
• Haz una pausa.

No realices la pausa tanto tiempo como sea posible, sino solamente hasta que sientas la necesidad de volver a inspirar.

Si este ejercicio no te relaja, espira por la boca:

• Inspira por la nariz.
• Espira por la boca, prolongando la respiración un poco más.
• Haz una pausa.

• Inspira por la nariz.
• Espira por la boca, prolongando la respiración un poco más.
• Haz una pausa.

Puedes prolongar tu respiración con facilidad reteniéndola mientras espiras, de manera que tus mejillas se hinchen un poco. Es bueno realizar estos ejercicios respiratorios para relajarse durante dos minutos antes de empezar a practicar ejercicios del WHM. Los ejercicios del WHM son completamente diferentes y tienen una finalidad distinta. Esto requiere una explicación más amplia.

Los ejercicios respiratorios del WHM

Los ejercicios respiratorios de Wim Hof no están pensados para que te relajes, al menos no mientras los estás realizando. Están diseñados para capacitarte para controlar tu mente y tu cuerpo, para que puedas influir en tu sistema nervioso autónomo.

Al principio, los ejercicios del WHM harán que te marees. Es bastante difícil mantener tu atención concentrándote en ellos y realizar los ejercicios de manera adecuada.

Hasta ahora hemos mencionado los ejercicios respiratorios y no la meditación. Sin embargo, los ejercicios de Hof tienen su origen en una técnica tibetana conocida como meditación tumo.

Tumo es una forma de meditación cuyas raíces se encuentran en la tradición india vajrayana, una religión que probablemente surgió alrededor del siglo IV d. C., con fuertes influencias de las enseñanzas tántricas e hindúes. Funciona a partir del nivel de causa y efecto, con el ánimo de transformar cada experiencia en sabiduría audaz, alegría espontánea y amor energético. Rebosa de buenas intenciones, pero para Hof, lo más importante es que no implica tener fe en un poder superior y que uno mismo experimenta lo que es cierto. Los seguidores de vajrayana ven el método como el vínculo más importante para alcanzar la iluminación espiritual mediante las enseñanzas de Buda.

La técnica tumo

El tumo combina la respiración con la visualización. Implica inspirar profundamente y espirar despacio. Mientras hacen esto, los practicantes visualizan llamas para aumentar su temperatura corporal. Como se centran en la experiencia y no en la fe, también aceptan la ciencia.

En la publicación científica *PLOS ONE*, investigadores de la Universidad Nacional de Singapur describieron su estudio con monjas que practicaban la meditación tumo. Descubrieron que las monjas podían generar calor corporal adicional, aumentando su temperatura hasta 38,3 °C en una temperatura ambiente de -25 °C. También eran capaces de secar con su cuerpo ropa mojada con la que habían sido envueltas.

Wim Hof no estudió tumo directamente. Lo aprendió todo de la naturaleza, no de una religión. Sin embargo, tras su propia experiencia, el conocimiento del tumo le ayudó a comprender mejor el poder del frío. Lo que más le atrae es la idea de que vajrayana es una religión que no se basa en la fe, sino en la experiencia. Se trata de tener experiencias, no de creer. Cada explicación se puede comprobar, en última instancia, a través de la propia experiencia. Una de las frases favoritas de Wim es: «Sentir es comprender». Eso es exactamente lo que fomentan las técnicas tumo.

HAZLO TÚ MISMO: LOS EJERCICIOS RESPIRATORIOS DEL WHM

Una palabra de advertencia por adelantado: no realices este ejercicio respiratorio en una postura o localización en la que desmayarse pueda resultar peligroso, como en la ducha, debajo del agua, de pie o en el automóvil. La primera vez practica bajo supervisión.

- Inspira profundamente y, a continuación, espira.
- Inspira profundamente y, a continuación, espira.
- Inspira profundamente y, a continuación, espira.
- Hazlo al ritmo con el que te sientas más cómodo.

Repítelo treinta veces.

La última vez, espira por completo e inspira de nuevo muy profundamente, espira otra vez despacio y luego espera.

Inspira profundamente, sin forzarte, y después espira de nuevo poco a poco. Al no espirar del todo, un pequeño residuo de aire permanece en los pulmones. Después de hacer esto treinta veces, aguanta la respiración después de espirar, y espera hasta que sientas la necesidad de inspirar otra vez. Sigue realizando este ejercicio hasta que sientas un hormigueo, estés mareado o te sientas débil. Al inspirar profundamente y espirar despacio, expulsas una gran cantidad de dióxido de carbono, para que el contenido de CO_2 en tu sangre disminuya y tus vasos sanguíneos se contraigan. Cuando aguantas la respiración después de espirar, tu cuerpo retiene una gran cantidad de dióxido de carbono y tu cuerpo lo compensa liberando más oxígeno en las mitocondrias. Las mitocondrias proporcionan la energía a las células de tu organismo. Esto genera más energía; se expulsa todo tipo de sustancias de desecho y el oxígeno tiene más espacio para penetrar con más profundidad en la célula. Aguantar la respiración después de espirar conduce a una reacción parasimpática (en otras palabras, te relajas). Esto lleva a la disimilación aeróbica en las células. Por tanto, cuando respiramos más profundo y de manera consciente, podemos generar más energía en las células.

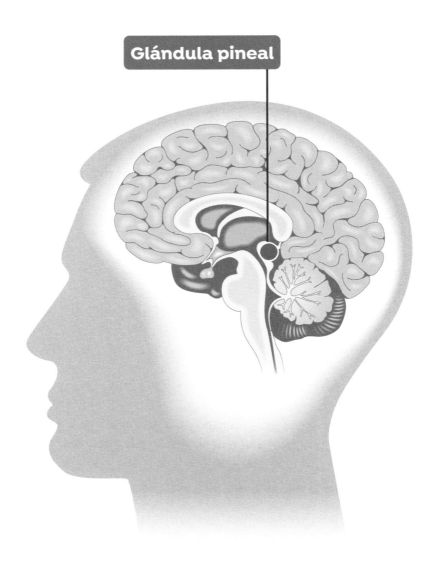

Glándula pineal

La glándula pineal

Después de estos ejercicios respiratorios, muchas personas experimentan una forma de conciencia ampliada, probablemente debido a que la actividad mitocondrial en las células cerebrales libera sustancias químicas en la glándula pituitaria y en la glándula pineal. La glándula pineal (epífisis cerebral) es muy importante para determinar nuestro estado mental. Por ejemplo, produce melatonina, una hormona que juega un papel importante en nuestro ciclo de sueño y ritmos reproductivos. Nuestra hipótesis es que, mediante los ejercicios respiratorios del WHM, entra mucho más oxígeno en la glándula pineal para que el cuerpo genere mucho más oxígeno. Eso explica por qué los ejercicios funcionan tan bien para combatir el desfase horario, los problemas de sueño y la depresión.

Curiosamente, en las filosofías orientales, la glándula pineal se considera el asiento del alma. El filósofo francés René Descartes (1596-1650) también la consideraba el vínculo entre el cuerpo y el alma; él fue uno de los primeros pensadores occidentales en «promover» la glándula pineal.

Retención de la respiración

Puedes comprobar si tu cuerpo cambia durante los ejercicios respiratorios midiendo cuánto tiempo puedes aguantar la respiración. Comprueba cuánto tiempo puedes hacerlo antes de realizar los ejercicios y otra vez después de practicarlos. Notarás que puedes retener la respiración cada vez más tiempo.

Está bien que tu tiempo de retención (el tiempo que transcurre entre que espiras e inspiras de nuevo) sea cada vez mayor, pero no lo conviertas en una competición. Es una manera de averiguar si el método está funcionando, no un fin en sí mismo.

Resumen

- Muchas personas respiran demasiado rápido y más profundo de lo necesario.
- Un patrón de respiración irregular está relacionado con una serie de problemas de salud.
- Los ejercicios respiratorios afectan a la actividad cerebral.

- Existen ejercicios que puedes utilizar para relajarte.
- El WHM usa ejercicios respiratorios para acceder a la glándula pineal.
- El oxígeno activa la expulsión de las sustancias de desecho.
- El dióxido de carbono abre los vasos sanguíneos.

Compromiso

El entrenamiento frío y los ejercicios respiratorios son dos componentes importantes del método de Wim Hof. Pero para poner estos dos componentes en práctica y hacerlo de manera correcta, necesitas establecer un compromiso serio.

Especialmente al principio, no es fácil quitar el agua caliente y ponerse debajo de una ducha de agua fría durante dos minutos. Esos dos minutos parecen durar una eternidad. Y los ejercicios respiratorios diarios también son una tarea complicada. ¿De dónde sacas el tiempo? ¿Y la motivación?

Un día con Wim Hof te aportará la motivación suficiente. Su entusiasmo y experiencia te animarán a empezar con su método. Esto no tiene nada que ver con enfoques de cambio de conducta como la programación neurolingüística (PNL), es sencillamente un entusiasmo arrollador que proviene de lo más profundo de su alma.

Para motivarte a tomar duchas de agua fría e intentar los ejercicios respiratorios, queremos describir el fantástico ejemplo de lo que tu cuerpo es capaz si te comprometes de manera seria.

Correr una maratón con el torso desnudo por encima del círculo polar ártico

Wim Hof se sometió a un desafío extremo para demostrar que comprometerse y controlar tu mente es más importante que el entrenamiento físico: corrió una maratón sobre el círculo polar

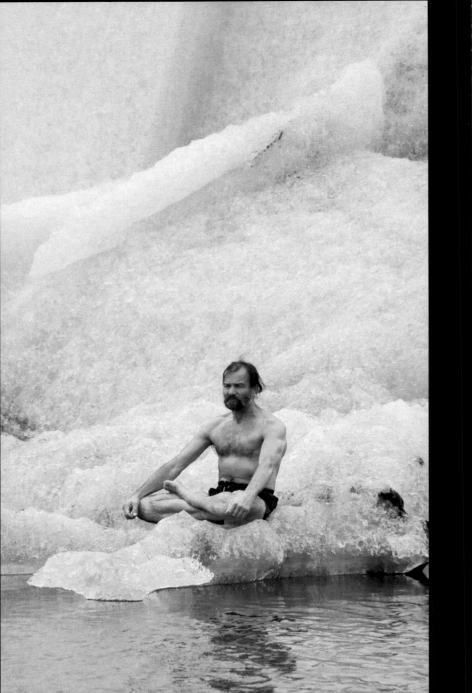

ártico. Era la prueba más difícil a la que se había sometido nunca en su vida.

Hof asumió este reto en 2009, a los cincuenta años, y por si correr una maratón a -16 °C no fuera suficiente, lo hizo llevando puestos tan sólo unos pantalones cortos y unas sandalias sin calcetines. Lo hizo para demostrar el conocimiento que tenía de su cuerpo. Sabía que podía hacer mucho, pero no quería transmitirlo a los demás solamente a nivel intelectual. Wim quería experimentarlo por sí mismo.

Los preparativos y la maratón, que tuvo lugar en Finlandia, fueron grabados por Firecrackerfilms, una empresa que realiza trabajos para la BBC y National Geographic. El documental se emitió más tarde en el programa de televisión *Daredevils*.

¿Entrenamiento físico o entrenar el compromiso?

Las personas que se preparan para maratones a temperaturas normales por lo general tienen programas de entrenamiento y aumentan de manera gradual las distancias que corren. Pero Wim no lo hizo. No utilizó ningún programa y apenas iba a correr. Se limitó a entrenar con el frío y sus pensamientos, centrándose en el compromiso.

Hof se preparó realizando ejercicios respiratorios adicionales y entrenamiento frío. En invierno nadaba en los canales de Ámsterdam por la noche y, para acostumbrarse a condiciones todavía más extremas, entrenaba en el almacén frigorífico de un matadero, donde la temperatura era de -25 °C. Practicó sus técnicas de respiración y fue ganando más confianza para poder asumir el desafío. Después de las sesiones de entrenamiento, se sentía fuerte y con buen ánimo.

Glyn David, experto en supervivencia polar, tenía serias dudas. Respirar es dificilísimo a temperaturas tan bajas y correr te hace respirar más profundamente. Sentía que era casi imposible hacerlo durante horas en unas condiciones como ésas.

En Finlandia

Hof llegó a Finlandia seis días antes de la maratón. Hacía frío, incluso para los estándares finlandeses. El día anterior a la maratón practicó una vez más bajo el frío extremo nadando varias decenas de metros bajo el hielo. Los médicos que lo examinaron en el acto no lo entendían: su ritmo cardíaco, presión sanguínea y saturación de oxígeno eran los mismos después de haber nadado que antes.

Hof se sentía bien y decidió que estaba preparado para el desafío.

Durante la maratón, Hof estaba continuamente en la cuerda floja. Si corría demasiado rápido, usaría mucha energía y tendría que respirar demasiado profundo, lo cual no es posible a -16 °C. Si corría demasiado despacio, se expondría al frío durante demasiado tiempo y existiría un serio riesgo de sufrir los efectos de la congelación.

Después de correr dos horas, todo seguía yendo bien. Sentía las piernas pesadas, pero su ritmo aún era constante. En ese momento había corrido alrededor de la mitad de los 42 195 metros. Sin embargo, a los treinta kilómetros, al cabo de un poco más de tres horas corriendo, apareció la fatiga. Estaba claramente cansado y sufriendo por el frío. Su segunda esposa, Caroline, iba en automóvil por delante de él con el equipo de grabación y un médico. Estaba preocupada porque podía llegar a ser muy peligroso. Pero Hof siguió adelante, incluso cuando tuvo que caminar después de treinta y siete kilómetros. Al cabo de cinco horas y veinticinco minutos, Hof había conseguido lo imposible: correr una maratón sobre el círculo polar ártico a una temperatura extremadamente fría y con el torso desnudo. Y sin entrenarse para la maratón.

Un compromiso tan extremo como ése parece ser posible sólo para individuos excepcionales como Wim Hof. Pero él se niega a creer eso y, para demostrarlo, años después, decidió ir a la cima del monte Kilimanjaro con un grupo de personas para hacer lo imposible como grupo.

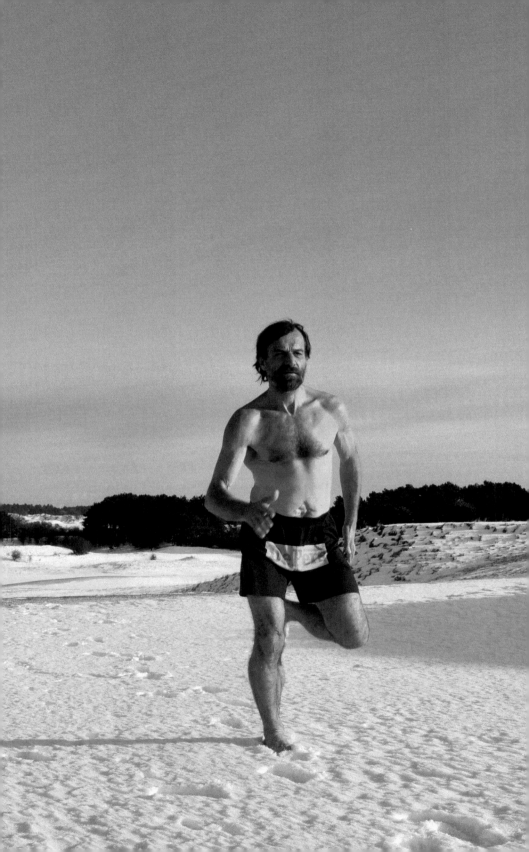

El Kilimanjaro

A Hof se le metió en la cabeza la idea de escalar el Kilimanjaro con un grupo de personas, una montaña de 5 895 metros de altura en Tanzania, muy popular entre montañeros y excursionistas. Los escaladores bien entrenados pueden llegar a la cima en seis días.

Para que el desafío fuera aún mayor, Hof quiso escalar el Kilimanjaro en cuarenta y ocho horas con un grupo de veintiséis personas. Su principal motivación era demostrar que las personas son capaces de hacer más de lo que creen, también en esta expedición. Todo el mundo decía que era imposible llegar a la cima en cuarenta y ocho horas con un grupo tan numeroso.

Y por si eso no fuera suficiente, algunas de las personas del grupo sufrían enfermedades como esclerosis múltiple, reumatismo, enfermedad de Crohn y cáncer.

Y no tenían experiencia escalando.

El período previo a la expedición, en enero de 2014, fue caótico. El doctor Geert Buijze, del Centro Médico de Ámsterdam, quería ir con ellos a título personal y ayudar al grupo, pero los guías locales pensaban que era una mala idea y en el último momento decidió no ir. Hof, sin embargo, se mantenía firme en que, concentrándose en su respiración y preparándose con el entrenamiento frío, este grupo era capaz de alcanzar la cima. Así que fueron.

El grupo llegó a Horombo Hut, un pequeño grupo de chozas para alpinistas a una altitud de 3 705 metros. La temperatura había descendido a 3 °C y, por si escalar hasta la cima del Kilimanjaro en cuarenta y ocho horas con veintiséis personas, muchas de las cuales estaban enfermas, no fuera suficiente, Wim sugirió que caminasen con el torso desnudo y en pantalón corto. Respiración y entrenamiento frío: ése es el secreto.

Dio instrucciones a sus diversos compañeros. Los dividió en parejas, tenían que cuidar uno del otro y, en particular, asegurarse de que seguían realizando sus ejercicios respiratorios. Inspirar profundo y espirar despacio y con tranquilidad. Para combatir el mal de altura, también se levantaban de la cama durante la noche para realizar los ejercicios respiratorios.

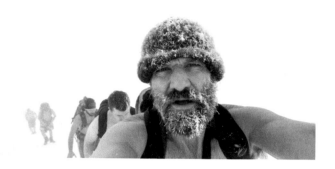

Para fascinación de todo el mundo (excepto Hof, por supuesto), el grupo consiguió una hazaña excepcional. Veinticuatro de los veintiséis alcanzaron el pico Uhuru, la cima de la montaña, a 5 895 metros. La temperatura allí era de -15 °C. Simplemente el hecho de que tantas personas de un grupo tan grande hubiera alcanzado la cima era un logro en sí mismo. Que el grupo no tuviera experiencia escalando lo hacía aún más especial, y que llegara a la cima en cuarenta y ocho horas lo hacía casi imposible de comprender.

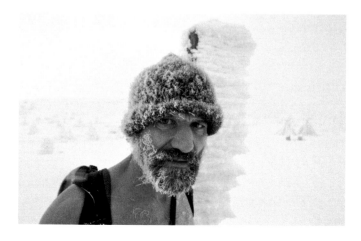

La hazaña atrajo la atención de los medios de comunicación. Hof y Buijze se encontraron sentados en la mesa de Pauw en *Witteman,* un destacado programa de temas de actualidad holandés, y varios periódicos publicaron historias sobre el triunfo.

Entonces, ¿cómo es posible algo así?

Hof está convencido del poder de sus ejercicios respiratorios y, aunque el grupo no tenía experiencia en escalada, todos estaban bien entrenados para soportar el frío. Sin embargo, el compromiso es también, obviamente, un factor importante.

Todos los miembros del grupo que padecían una enfermedad, entre los que se encontraban Anna Chojnacka (EM), Mark Bos (cáncer de próstata), Henk van den Bergh (reumatismo) y Mathijs Storm y Hans Emmink (enfermedad de Crohn), también querían alcanzar la cima.

Como es natural, todas estas personas saben que están enfermas, pero no se ven a sí mismas como pacientes. Lo dejan claro una y otra vez, y eso demuestra que es un componente importante del compromiso. «Por supuesto que también soy un paciente –dice Mathijs Storm–, pero también soy simplemente Mathijs, que quiere (y puede) hacer todo tipo de cosas».

Kilimanjaro 2015

En enero de 2015, Hof volvió al Kilimanjaro con un nuevo grupo. El objetivo esta vez era llegar a la cima en treinta y seis horas. Hof quería, una vez más, demostrar que las personas pueden hacer mucho más de lo que creen. Los ejercicios del WHM demostraron que funcionaban bien: quince de los diecinueve participantes completaron la escalada a la cima con éxito con el torso descubierto.

El grupo no escaló todo el tramo hasta el pico Uhuru, sino que se detuvo en el punto de Gilman, al borde del cráter, a 5 685 metros. El grupo escogió la seguridad por encima de su ego y, en el punto de Gilman, uno de los miembros propuso matrimonio a su mujer.

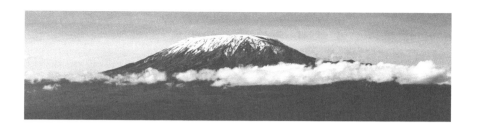

Efectos secundarios del WHM

El método de Wim Hof comprende tres componentes aquí descritos: entrenamiento frío, ejercicios respiratorios y compromiso. Sin embargo, conlleva mucho más que eso. Las entrevistas realizadas para este libro demuestran que las personas no sólo hicieron entrenamiento frío y ejercicios respiratorios, sino que también cambiaron otras cosas en sus vidas.

Descubrieron que dormían mejor, caminaban o hacían otro deporte más a menudo y apreciaban más la luz del Sol. No vamos a examinar todos estos cambios, pero hubo dos cosas particularmente notables, ya que aparecían una y otra vez: caminar descalzos y comer menos.

Caminar descalzos

Un número sorprendente de personas que practican el WHM empiezan a caminar descalzas. Después de diez entrevistas, ocho de los entrevistados demostraron que habían empezado a caminar descalzos. Eso no puede ser una coincidencia. El propio Hof no le presta mucha atención, pero a menudo él también camina descalzo.

Mucha gente considera que caminar descalzo es saludable. Una vez que empiezas a observarlo, te das cuenta de la cantidad de personas que corren descalzas, y el tema surge de manera regular en periódicos y revistas. El mensaje principal de los artículos es que caminar descalzos fortalece los músculos del pie, que apenas se usan cuando caminamos con zapatos, así como la masa ósea. Los pies contienen doscientas mil terminaciones nerviosas. Parece una cantidad enorme y explica por qué caminar descalzos es tan sensible. Poner los pies directamente en el suelo puede resultar muy placentero y cómodo, pero para algunas personas es como un masaje. También caminamos diferente cuando estamos descalzos, con más peso en la parte delantera de los pies.

Un estudio de diecisiete aficionados a correr realizado por Steven Robbins y Addel Hanna en 1987 demostró que, después de cuatro meses sin llevar zapatos, el arco longitudinal del pie se había acortado una media de 4,7 milímetros. Robbins y Hanna sugirieron que este cambio debía haber sido provocado por la activación mejorada de los músculos del pie y que puede ayudar a reducir o evitar el estrés en la fascia plantar, en la parte inferior del pie. Esto funcionó bien en el estudio porque el cambio a correr descalzos se había hecho de forma gradual. Los estudios en los que el cambio era demasiado repentino demostraron que se incrementaba el riesgo de lesiones en el pie.

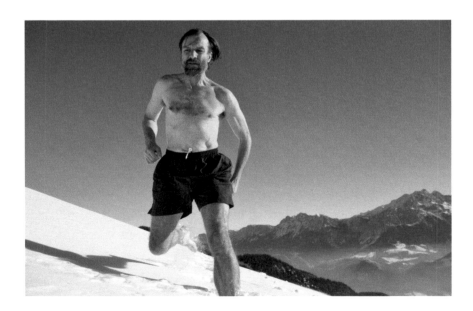

Conectar con la Tierra

Los defensores de caminar descalzos hacen hincapié en que entrar en contacto con el campo electromagnético de la Tierra tiene un efecto muy favorable sobre la salud. La Tierra tiene carga negativa, mientras que el aire está lleno de iones positivos, cuya cantidad ha aumentado mucho en los últimos años con el uso extendido de aparatos de radio, televisores, teléfonos móviles y comunicaciones inalámbricas. Sin embargo, demasiados iones pueden romper el equilibrio entre positivo y negativo.

«Debido a nuestro estilo de vida moderno, nos hemos aislado de la Tierra, lo cual no es saludable», dice el ingeniero eléctrico Clinton Ober. Él descubrió los efectos positivos sobre la salud de conectar con la Tierra, que nos conecta con los electrones negativos de su superficie.

¿Se puede rectificar el excedente de electrones positivos entrando en contacto con la Tierra? Es una pregunta difícil. Las suelas de goma gruesa impiden el contacto en parte, lo cual debilita la descarga eléctrica. Caminar descalzos significa conectar mejor con la Tierra y eso nos proporciona más energía.

Uno de los entrevistados que dijo que ahora camina descalzo más a menudo es Richard de Leth (1982). De Leth estudió medicina en la Universidad VU de Ámsterdam y aplica una mezcla de medicina oriental y occidental en su práctica. Su libro *Oersterk*, que ha vendido más de setenta mil copias, es un llamamiento para que las personas coman de un modo más saludable. Uno de sus temas favoritos es ingerir menos azúcar. De Leth tiene una cita favorita, de T. S. Elliot, que ganó el premio Nobel de Literatura en 1948:

¿Dónde está la sabiduría que hemos perdido con el conocimiento? ¿Dónde está el conocimiento que hemos perdido con la información?

En su búsqueda de la sabiduría, De Leth se encontró a Wim Hof. En 2013, participó en uno de sus talleres. Realizó los ejercicios respiratorios y se metió en una bañera de cubitos de hielo. Describió sus experiencias ese día como excepcionales. Después de tan sólo unos cuantos ejercicios, podía aguantar la respiración durante dos minutos y medio, y hacía sesenta flexiones sin respirar. El baño de hielo también hizo que se sintiera bien. Su cuerpo se volvió rojo de inmediato, una señal de buena circulación.

Varios meses después del taller, le preguntamos a De Leth si todavía usaba los métodos que aprendió allí. Dijo que todavía realiza los ejercicios respiratorios y espera con ansia la nieve en invierno para poder salir a caminar descalzo. Pero lo que ha cambiado permanentemente es que ahora camina descalzo mucho más a menudo, dentro y fuera de casa, y eso le hace sentir bien.

Dieta

Muchas personas que empiezan a aplicar el método de Wim Hof también comienzan a comer de un modo diferente. El propio Hof apenas come. Casi nunca desayuna y no come al mediodía. Sólo come por la noche, tanto como quiere y lo que le apetece. Uno de los primeros en estudiar los hábitos alimenticios de Hof fue Jack Egberts, el abogado de Leeuwaarden que conocimos antes en el capítulo sobre el entrenamiento frío. Aquí echamos un vistazo más de cerca a su trabajo de investigación, porque sus resultados muestran paralelismos con el WHM. El enfoque de Jack es sencillo realizar, pero penetra de manera eficaz en el núcleo de muchas enfermedades relacionadas con el bienestar.

Egberts descubrió una filosofía alimenticia que es muy similar a la manera de alimentarse de Hof: la dieta Fast-5. Dejemos algo claro: Hof no incita a las personas a que adopten de forma activa este modo de alimentarse, sino que él come así de manera instintiva. Lo que Hof, y ahora también Egberts, hacen se puede resumir de un modo muy sencillo:

Comer durante un período de cinco horas al día, no más.

La dieta Fast-5 fue (re)descubierta por el antiguo médico del ejército del aire Bert Herring. Como médico, sabía que no existe en absoluto ninguna razón fisiológica por la que hombres y mujeres mayores de cuarenta años tengan sobrepeso. Sin embargo, en el espejo, veía a un hombre con una gran papada, pechos y barriga. Quería deshacerse de su exceso de peso, pero en lugar de ir directamente al gimnasio, primero fue a la biblioteca. Allí aprendió más cosas acerca de las causas de enfermedades del bienestar y volvió a leer sus viejos libros de texto. Descubrió que no sólo importa lo que comemos, sino también con qué frecuencia.

Otros grandes mamíferos suelen comer sólo una vez al día y casi nunca tienen sobrepeso ni sufren enfermedades cardiovasculares, diabetes o cáncer. Herring creía que, como también somos mamíferos grandes, las personas no estamos hechas para comer todo el día. Habló sobre ello con su mujer, Judi, que también era médico y tenía un ligero sobrepeso, y juntos decidieron llevar a cabo un experimento.

Durante un mes, comieron tanto y todo lo que quisieron, pero sólo entre las cinco de la tarde y las diez de la noche. Los resultados fueron sorprendentes. Herring vio que aparecían músculos en sitios donde sólo conocía su existencia debido a sus conocimientos sobre anatomía. Se deshizo de los kilos de más, su presión sanguínea disminuyó, sus encías ya no estaban infectadas, se sentía mucho más enérgico y tenía ganas de salir a correr. Lo mismo le sucedió a su esposa. Ella también estaba gratamente sorprendida con los resultados. Varios amigos curiosos también adoptaron los nuevos hábitos alimenticios y obtuvieron resultados similares. Herring decidió llamar a esta manera de comer durante sólo cinco horas al día la «dieta Fast[3]-5». Escribió un libro sobre ella, que ofreció de manera gratuita en Internet en formato de libro electrónico. El antiguo médico del ejército del aire

---

3. Del inglés, «ayuno». (*N. de la T.*).

dijo que no quería ganar dinero con una realidad fisiológica tan sencilla e hizo hincapié en que las bases de este método se podrían escribir en el dorso de un posavasos: comer sólo durante un período de cinco horas al día. En el libro, explica que esto entrena a tu cuerpo a utilizar la grasa principalmente como combustible, en lugar de la glucosa, lo cual concuerda con la producción de grasa parda durante el entrenamiento frío.

Al principio, al igual que Jack Egberts, las personas todavía tienen hambre y a las cinco en punto de la tarde tienen un grave «ataque de antojos». Eso es normal. Pero al cabo de unos días, ese deseo prácticamente desaparece. Así que no es necesario luchar contra ello, ya que enseguida pierde fuerza. Tampoco debes preocuparte por si te desmayas, aunque puede que te sientas un poco débil los primeros días, a no ser que padezcas diabetes y no adaptes tu medicación.

Este modo de alimentarse no impone restricciones en la ingesta de calorías, pero pronto empiezas a comer menos de forma automática. Por eso es importante que comas sobre todo alimentos con un alto valor nutricional. Herring recomienda una combinación de verduras, fruta, carne, pescado y pollo, ya que proporciona una buena variedad y, a medida que tu cuerpo se acostumbra más a esta dieta «más sencilla» y consumes más grasa que glucosa, notas que pierdes alrededor de trescientos gramos por semana y tus niveles de energía son más constantes.

Ya hemos descrito el método de Wim Hof y el vínculo entre la respiración, el frío y el compromiso, pero ¿qué dice la ciencia sobre el WHM? En el siguiente capítulo describimos la investigación llevada a cabo en el Centro Médico de Radboud y los extraordinarios conocimientos del profesor Pierre Capel.

Ciencia

Soy un científico: mi cuerpo es mi laboratorio.

WIM HOF

Con sus hazañas extremas, Wim Hof también ha atraído la atención de los científicos. Los investigadores hacen cola para explicar sus excepcionales logros. Lo que Hof hace con su cuerpo desafía todo lo que se puede encontrar en los libros de texto de medicina.

En 2011, el Centro Médico de la Universidad de Radboud en Nijmegen empezó una investigación a largo plazo acerca de Hof y su método.

Primero, estudiaron a Hof como individuo. Éste afirma que él mismo puede influir en su sistema nervioso autónomo y su sistema inmunitario. Eso es extraordinario, ya que va contra todo lo que los médicos aprenden cuando estudian medicina.

¿Qué es el sistema nervioso autónomo?

Hemos hablado del sistema nervioso autónomo en el capítulo sobre la respiración. Recapitulemos: sin necesidad de pensar en ello, nuestro cuerpo está activo cada segundo de nuestra vida. Los intestinos están activos, las pupilas se dilatan o se contraen, el cuerpo permanece a una temperatura constante y millones de células están en continuo movimiento. Todas estas funciones

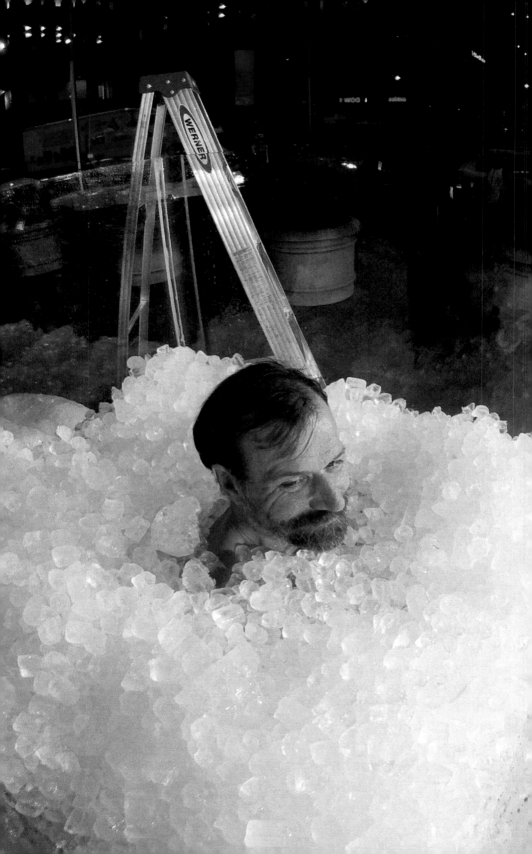

corporales se llevan a cabo sin que tengamos que hacer nada. De ahí el nombre de sistema nervioso autónomo: trabaja por su cuenta, sin que tengamos que controlarlo. El sistema nervioso tiene dos componentes: el sistema parasimpático y el sistema simpático. En términos sencillos, el sistema parasimpático es el pedal del freno y el sistema simpático es el pedal del acelerador.

Otro sistema sobre el que no podemos influir es nuestro sistema inmunitario natural, que también funciona sin que seamos conscientes de ello. El sistema inmunitario natural es un sistema de defensa evolutivo y muy antiguo que combate virus, bacterias y otras amenazas externas para nuestro organismo.

La ciencia médica informa de que no podemos influir de forma consciente sobre nuestro sistema nervioso autónomo ni sobre nuestro sistema inmunitario natural.

Wim Hof no está de acuerdo.

Para investigar si Hof es realmente capaz de influir sobre su sistema inmunitario natural, los investigadores le inyectaron endotoxina, una fuerte toxina que se encuentra en la pared celular de ciertas bacterias. Nuestro sistema inmunitario natural ha sido programado durante cientos de millones de años para responder de inmediato ante esta toxina. Unos receptores especiales que se encuentran en los glóbulos blancos, conocidos como receptores TLR, se unen a la endotoxina y producen proteínas inflamatorias. Se puede comparar con un acto reflejo y no se puede controlar.

Además de a Hof, también inyectaron endotoxina a un grupo de control de doce personas. Como resultado de la respuesta de sus sistemas inmunitarios, los sujetos de prueba desarrollaron síntomas parecidos a los de la gripe, entre los que se incluían fiebre, temblores y dolor de cabeza. Pero Hof realizó sus ejercicios respiratorios y, para fascinación de los investigadores, no desarrolló ningún síntoma en absoluto. Su cuerpo era claramente capaz de lidiar con la endotoxina. Durante este experimento, en la sangre de Hof se hallaron indicios de una intensa actividad del sistema nervioso simpático. Su nivel de adrenalina subió incluso antes de que le inyectaran la endotoxina y se encontraron muchas menos proteínas inflamatorias, mientras que el aumento en sus niveles de cortisol disminuyó de nuevo mucho más rápido que entre los miembros del grupo de control.

Este experimento sugirió que la predominante creencia en la ciencia médica de que no podemos influir en nuestro sistema nervioso autónomo o nuestro sistema inmunitario ya no era válida. Al menos, en el caso de Hof.

Tuve que profundizar mucho en este experimento. Mi cuerpo estaba expuesto a una dosis de toxinas y tenía que luchar contra ello. Pero ésa no fue la parte más difícil. Durante muchos años, se me ha considerado una atracción y he sido el blanco del desprecio y el cinismo. Pero sabía que podía influir en mi sistema nervioso autónomo y fue duro esperar el reconocimiento. Estoy muy contento porque ahora el profesor Pickkers ha demostrado científicamente que puedo hacerlo de veras.

WIM HOF

¿Qué significa esto para las personas que padecen enfermedades autoinmunes? ¿Pueden utilizar el método de Hof para combatir su enfermedad? Los investigadores todavía no estaban preparados para llegar tan lejos. Aunque Hof estaba monitorizado intensivamente con todo tipo de instrumental médico durante este experimento y su sangre fue analizada, todavía no existía una evidencia científica. Un hallazgo en el caso de un solo individuo no demuestra nada.

Por tanto, en 2013, los investigadores decidieron llevar a cabo un examen de seguimiento. El experimento se repitió con veinticuatro voluntarios varones y sanos, elegidos por sorteo entre los muchos que habían solicitado participar. El grupo se dividió entonces en dos. Doce aprendieron el método de Wim en una semana y los otros doce no. Después se les inyectó la endotoxina a los veinticuatro. Los doce hombres que no habían aprendido el WHM mostraron diversas respuestas. Algunos apenas sufrieron ninguna reacción, pero la mayoría tuvo fiebre. Los doce que aprendieron el método no enfermaron.

El jefe del equipo de investigación era Peter Pickkers, profesor de medicina experimental de cuidados intensivos en el Centro Médico de la Universidad de Radboud.

El grupo de investigación de Pickkers lleva años estudiando infecciones, sistemas inmunitarios y cómo podemos influir sobre ellos.

> Que un individuo pueda de manera activa y consciente controlar su sistema inmunitario es algo único.
>
> Profesor PETER PICKKERS

Aun así, al principio, Pickkers fue muy cauto. El hecho de que podamos ser capaces de influir en nuestro sistema inmunitario no significa necesariamente que las personas con enfermedades crónicas puedan ser capaces de beneficiarse de ello.

Para los resultados definitivos del examen, las medidas del laboratorio también fueron cruciales. El hecho de que los doce hombres entrenados no respondieran a la inyección de endotoxina era sólo una pequeña parte de la investigación.

Avance científico

Los resultados del laboratorio confirmaron que, tras una breve formación sobre cómo usar el WHM, los doce hombres eran capaces de influir en su sistema nervioso autónomo. Ésa fue la primera vez que este hecho había sido ilustrado científicamente.

Lo que entusiasmó de verdad a los científicos era la diferencia entre la respuesta inmunitaria de los dos grupos. Pickkers había sido escéptico al principio de la investigación, pero ahora creía firmemente que las personas son capaces de influir en su sistema nervioso autónomo.

Los niveles de adrenalina de los hombres entrenados por Wim aumentaron después de empezar a aplicar su método. Además, el nivel de la proteína antiinflamatoria IL-10 también aumentó, reprimiendo las proteínas inflamatorias IL-6, IL-8 y TNF-α. El nivel de adrenalina del grupo de control permaneció bajo para que el nivel de proteínas antiinflamatorias también permaneciera relativamente bajo, por lo que el nivel de proteínas inflamatorias siguió alto.

Los hombres del grupo entrenado, por tanto, demostraron que podían influir de forma consciente en su sistema nervioso autónomo y en la reacción de su sistema inmunitario natural a la endotoxina.

La cuestión entonces era si esto se podría aplicar a personas que padecen enfermedades inflamatorias. Pickkers seguía siendo extremadamente cauto en ese punto. Indicó que los valores de adrenalina de los hombres entrenados eran muy prometedores. Que ese grupo pudiera hacer que su adrenalina subiera más que la de alguien que está haciendo *puenting* decía mucho. El nivel de adrenalina es tan importante porque sabemos que ésta reprime el proceso de inflamación. El estrés crónico no es saludable, pero el estrés controlado y agudo es una de las propias medicinas de nuestro cuerpo. Existe una gran lista de medicinas con el único propósito de reprimir el mecanismo de inflamación. Sin embargo, todas ellas, de las cuales la prednisona es uno de los ejemplos más conocidos, tienen la desventaja de que poseen efectos secundarios extensos y severos. La adrenalina es una alternativa más sana y natural producida por nuestro propio cuerpo, y Pickkers añade: «Estamos contentos si las medicinas son efectivas al 20 por 100, mientras que este grupo consiguió un 50 por 100 de efectividad utilizando la propia adrenalina de su cuerpo».

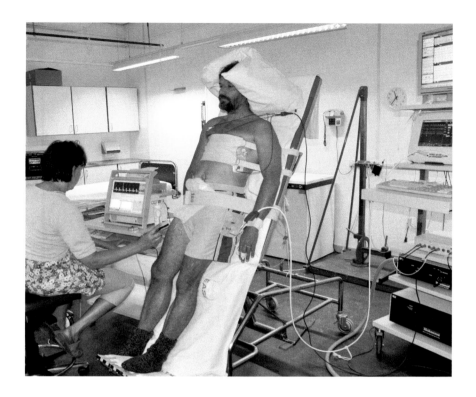

La punta del iceberg

Los resultados de la investigación fueron publicados en destacadas publicaciones como *Nature* y *PNAS*. Tras la publicación, Wim esperaba una erupción de entusiasmo. Las posibilidades de su método habían sido científicamente confirmadas. Pero, para su sorpresa y decepción, las revelaciones recibieron poca atención. Los creadores de opinión y el público en general no vieron el potencial de inmediato, y los resultados de la investigación fueron anunciados un día antes del festival de Eurovisión, que al parecer era de algún modo más interesante.

Aun así, el valor de la investigación había sido reconocido realmente.

Justo después de publicarse los resultados, el profesor de química clínica Frits Muskiet dijo en la radio nacional holandesa que habían «puesto el dedo en la llaga de casi todas las enfermedades del bienestar».

«Nuestro cuerpo –explicó Muskiet– se contrae de continuo y destruye inflamaciones. Debería estar en equilibrio, pero no lo está. Debido a nuestro estilo de vida, vivimos en un nivel de infección permanentemente bajo. Podríamos decir que estamos infectados de manera crónica, pero como el proceso es tan lento, no nos sentimos enfermos en absoluto. No lo percibimos, pero es el caldo de cultivo de muchas enfermedades. Este grupo nos ha demostrado que es posible reprimir esa respuesta inflamatoria. Espero que esto conduzca a muchas más investigaciones».

El profesor Pierre Capel, bioquímico e inmunólogo, va un paso más allá y cree que la meditación, las técnicas de respiración y el entrenamiento frío ofrecen muchas más posibilidades. En su opinión, la explicación de Pickkers es sólo la punta del iceberg.

¿Qué sabemos llegados a este punto?

Lo más importante que sabemos a ciencia cierta es que el método de Wim Hof no sólo le funciona a él, sino también a otras personas. Eso excluye la posibilidad de que sea una extraña combinación de características biológicas, sino que se puede aplicar de una forma más extensa.

Los ejercicios respiratorios, la meditación y el entrenamiento frío provocan auténticos cambios en sistemas muy importantes de nuestro organismo que, hasta ahora, pensábamos que estaban más allá de nuestra influencia. Como resultado, nuestras reacciones inmunitarias cambian y somos capaces de realizar mayores hazañas físicas, al igual que Hof y su grupo escalaron el Kilimanjaro en tiempo récord.

¿Qué mecanismos biológicos subyacen en estos cambios?

Empecemos con el componente más difícil: el agua helada. Para entender cómo funciona, debemos estudiar los receptores que responden a la temperatura y qué provocan en nuestro cuerpo. Existe una familia de receptores conocidos como canales receptores de potencial transitorio (TRP) que responden a una variedad de estímulos, entre los que se encuentran los cambios de temperatura, y desencadenan una amplia gama de procesos en el organismo. Aquí, el tema se pone interesante: existen canales TRP especiales para cada rango de temperatura.

Para el calor (superior a 42 °C), para la calidez (entre 22 y 41 °C), para el frío (inferior a 22 °C) y para el frío severo (menos de 7 °C). En el caso del calor o el frío, los TRP están unidos a los receptores del dolor. Así que si te metes en una bañera de hielo no sólo sientes frío, sino también dolor, y tu reflejo natural es salir inmediatamente.

¿Qué es el dolor y cómo funcionan sus receptores?

Si presionas tu dedo, sientes el contacto, pero no dolor. Pero si tu dedo está inflamado, la presión puede resultar muy dolorosa. Eso no se debe a que tengas más receptores del dolor, sino a que ahora están más sensibles.

Y aquí se complica un poco todo.

¿Cómo se vuelven los receptores más o menos sensibles? Un receptor consta de una proteína llamada ASIC, y si tres de estas proteínas forman un único complejo, pueden desencadenar un estímulo de dolor.

Que esto suceda o no depende del grado de acidez (valor pH). Cuando el valor del pH del organismo es normal (7,4), sólo un pequeño porcentaje de los receptores del dolor está activo. Si el pH disminuye, el dolor aumenta, pero si el pH aumenta, el dolor, a su vez, desaparece. Además del dolor, estos receptores también desencadenan el miedo y una respuesta de estrés severo. Así que si te sumerges en agua helada sin estar preparado, sentirás dolor, miedo, pánico y estrés severo.

La pregunta ahora es: ¿por qué Wim Hof no experimenta esa reacción tan intensa? Es más, ¿cómo puede permanecer en el agua helada durante mucho tiempo sin que su temperatura descienda de un modo significativo?

¿Cuál es el secreto?

Aquí es donde entra la respiración. Mediante la técnica especial de respiración de Hof, su pH asciende hasta 7,7, así que sus receptores del dolor quedan inactivos. Si te metes en agua fría después de realizar este ejercicio respiratorio, no sentirás dolor alguno, ni pánico, ni estrés, porque el centro del dolor en el cerebro no está activado.

Los receptores de temperatura siguen funcionando, pero ya no están vinculados al dolor ni al miedo. El receptor del frío envía una señal al cuerpo para que queme grasa parda y libere un gran número de calorías. La circulación en la epidermis (la parte más externa de la piel) también está inactiva, para que el cuerpo pierda menos calor. Ambas cosas juntas aseguran que la temperatura del cuerpo apenas disminuya, para que Hof pueda nadar en el agua fría sin sufrir hipotermia. Pero esto no es todo.

Capel demuestra que los ejercicios respiratorios, la meditación y el entrenamiento frío tienen un enorme impacto en nuestro ADN. El bioquímico explica que todas las células de nuestro organismo contienen el mismo ADN y, en principio, toda la información requerida para todas nuestras funciones corporales. El corazón, el hígado, las manos, los dientes; todos comparten el mismo ADN. Sin embargo, no nos sale pelo en los dientes y nuestro corazón funciona de un modo totalmente distinto a nuestro hígado. Eso es porque, por ejemplo, en las células del corazón, algunas de las funciones del ADN están «apagadas», mientras que otras están «encendidas». Encender y apagar los genes es un proceso importante, que está regulado mediante los llamados «factores de transcripción».

Un factor de transcripción es una especie de interruptor del ADN. Para cada gen, existe un código en el ADN que es reconocido por un factor de transcripción en concreto. Cuando el factor se vincula a este código, inicia un complejo proceso que transforma la información contenida en el gen en una proteína con una función específica. Un factor de transcripción regula cientos de genes diferentes. Así que si un factor está activo o inactivo tiene un gran impacto en cientos de funciones distintas de nuestro organismo.

Además de los genes específicos que siempre permanecen «encendidos» o «apagados» para que una célula del hígado sea una célula del hígado y no del riñón, también existen genes que están encendidos y apagados en respuesta a circunstancias externas, como el contacto social, comer o hacer deporte. Así que involucrarse con gusto en el deporte envía diferentes señales a nuestros genes que están sentados en el sofá y refunfuñando.

De los muchos cientos de factores de transcripción, sólo uno es de interés especial para nosotros: el factor nuclear kappa B, NF-kB para abreviar. Este factor es la base de muchos y muy importantes procesos biológicos, entre los que se encuentran el modo en que funciona nuestro sistema inmunitario y cómo se desarrolla el cáncer. Es un hecho conocido que los procesos inflamatorios se encuentran en la raíz de muchas enfermedades. El NF-kB es un factor recurrente y decisivo en las reacciones inflamatorias extenuantes y crónicas.

¿Qué tiene que ver todo esto con Wim Hof y su método?

Pickkers descubrió que Hof puede regular por sí mismo proteínas inflamatorias, entre las que se incluyen las IL-6, IL-8 y TNF-α. Según Capel, estas proteínas están controladas por el NF-kB, así que parece que mediante la meditación, los ejercicios respiratorios y el entrenamiento frío, Hof puede influir en la actividad de su NF-kB. Pero no es tan sencillo, tenemos que ir más allá del NF-kB. El mundo de los factores de transcripción es un laberinto de factores que trabajan juntos y en contra.

Otro jugador importante en este complejo campo de juego es el factor CREB, que puede inhibir el NF-kB. En muchos procesos, el CREB y el NF-kB se activan de forma simultánea, pero domina principalmente la respuesta del NF-kB. Un proceso donde el NF-kB lleva la voz cantante es en la respuesta a la endotoxina. Bajo el control del NF-kB, el nivel de proteínas inflamatorias aumenta, dando como resultado fiebre y otros síntomas de enfermedad.

Pero con Wim y su grupo entrenado sucedió justo lo contrario cuando les inyectaron la endotoxina. Sus niveles de adrenalina aumentaron de inmediato cuando empezaron sus ejercicios respiratorios especiales. Esto activó el CREB, haciendo que se impusiera para que las proteínas inflamatorias controladas por el NF-kB permanecieran a un nivel bajo, mientras que proteínas como la IL-10, que están reguladas por el CREB, subieron. Como la IL-10 también inhibe la reacción inflamatoria, la inflamación fue inhibida dos veces.

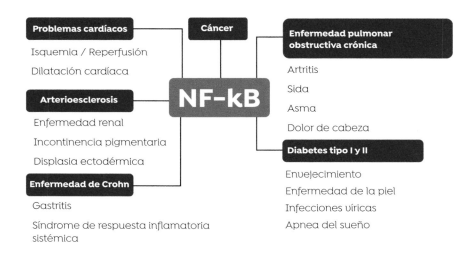

Numerosos vínculos entre el NF-kB
y las enfermedades del bienestar

¿Por qué es tan importante que los factores de transcripción estén equilibrados?

Como muestra el esquema de esta página, un gran número de enfermedades están directamente relacionadas con la actividad del NF-kB.

El estrés crónico hace que la actividad del NF-kB aumente, así que si podemos influir en nuestro NF-kB, puede tener un impacto muy favorable en nuestra salud. En lugar de que el estrés afecte de forma negativa a nuestro NF-kB, podemos hacer que influya de forma positiva.

La hipótesis de Capel

El estrés aumenta la actividad del NF-kB, pero la meditación y otras formas de reducir el estrés la reducen de nuevo hasta un nivel básico saludable. La producción de IL-6, por ejemplo, que depende del NF-kB, es sustancialmente inferior después de un estímulo estresante en personas que meditan. Así que la meditación no es una actividad esotérica suave, sino que puede penetrar en lo más profundo del núcleo de nuestras células e influir en cómo se utiliza nuestro ADN.

Uno de los muchos ejemplos de esto es la investigación de los telómeros, que fue galardonada con el premio Nobel de Medicina en 2009. Los telómeros son los extremos exteriores de los cromosomas, que se acortan cada vez que la célula se divide y determina parcialmente la vida útil de la célula. Como los cromosomas se acortan con más rapidez como consecuencia del estrés, los investigadores dieron la vuelta a la pregunta y estudiaron si se volvían a alargar como resultado de la meditación, y, por tanto, vivían más tiempo. Y descubrieron que, efectivamente, así es.

La meditación tiene un efecto significativo sobre factores de transcripción importantes, incluso el NF-kB. Además de cambiar el pH del organismo, los ejercicios centrados en la respiración de Wim Hof también se pueden considerar una forma de meditación, con los efectos asociados.

La combinación de respiración, meditación y entrenamiento frío cambia la reacción normal al estrés ante el frío, la hipoventilación y la hiperventilación. La respuesta normal al estrés abarca la liberación inmediata de adrenalina, seguida de la producción de hormonas del estrés en una parte del cerebro: la glándula pituitaria. Estas hormonas del estrés desencadenan la producción de cortisol a través de las glándulas adrenales. El cortisol tiene un impacto en nuestro cuerpo y, a su vez, controla funciones, entre las que se encuentra el aumento de actividad del NF-kB. Sin embargo, Hof y su grupo entrenado responden de un modo distinto al estrés. Eso quizá se deba a la ausencia de dolor y miedo como resultado de su respiración especial, que incrementa sus niveles de pH. La parte del cerebro estimulada normalmente por el dolor inducido por el frío no está activada y, por tanto, no envía ninguna señal, o tal vez envíe una señal diferente a la glándula pituitaria, cambiando así la respuesta al estrés.

Cuando Hof y su grupo empezaron los ejercicios respiratorios especiales, se liberaba una gran cantidad de adrenalina. La adrenalina no sólo se produce en respuesta a la hipoventilación o la hiperventilación, sino también al frío. Durante el entrenamiento, la respiración y el frío se asocian. Esto genera una respuesta condicionada, al igual que sucede con los perros del científico ruso del siglo XIX Pavlov.

Pavlov se dio cuenta de que los perros empezaban a salivar cuando veían la comida. Empezó a tocar una campana cuando les daba de comer, para que asociaran el sonido de la campana con la presencia de comida. Entonces empezaron a salivar cuando escuchaban el sonido de la campana, incluso cuando no había comida. Este proceso, denominado condicionamiento, es muy conocido y está muy extendido. Es muy posible que el hecho de que Hof y su grupo produjeran niveles extremadamente altos de adrenalina tan pronto como empezaban sus ejercicios respiratorios especiales antes de bañarse en el hielo sea el resultado de una respuesta condicionada.

El método de Wim Hof podría estar basado en la desvinculación de sensaciones de dolor y frío, cambiando la respuesta normal al estrés. Una respuesta al estrés modificada tiene un impacto directo en el equilibrio de factores de transcripción y, por tanto, en cientos de funciones corporales.

La elevada producción de adrenalina aporta la ventaja del estrés agudo que nos capacita para mejorar nuestro rendimiento sin el aumento de actividad del NF-kB que por lo general lo acompaña.

Dada la relación entre la alta actividad del NF-kB y un gran número de enfermedades, entre las que se incluye el desarrollo del cáncer, el WHM podría tener consecuencias de gran alcance.

Científicos de varias disciplinas están trabajando para desentrañar y entender el método de Wim Hof. En enero de 2015, el doctor e investigador Geert Buijze inició un estudio conocido como Cool Challenge. Los resultados del estudio son interesantes, ya que podrían demostrar que podríamos beneficiarnos simplemente tomando duchas de agua fría; en otras palabras, sin tener que tomar baños de hielo. Buijze empezó a tomar duchas de agua fría después de ir al Kilimanjaro con Hof. Desde entonces, ya no es sensible al frío y no ha estado enfermo ni un solo día. Como científico en el Centro Médico Académico de Ámsterdam, Buijze sabe que las pruebas anecdóticas no son lo mismo que los hechos concretos. Así que decidió empezar el Cool Challenge con más de tres mil voluntarios. Dividió a los participantes en cuatro grupos: el grupo de control sigue tomando duchas de agua caliente, otro grupo toma una ducha de agua fría durante treinta segundos después de ducharse con normalidad, otro hace lo mismo durante sesenta segundos y el último durante noventa segundos. Les han dado el mismo cuestionario donde les preguntan, por ejemplo, el número de días que están enfermos. Puedes seguir los resultados de retos actuales en www.coolchallenge.nl

Personas como Pickkers, Muskiet y Capel también continúan trabajando para entender los pros y los contras del WHM. En los próximos años, se aclararán muchas más cosas y surgirán nuevas preguntas. Cada vez que descubrimos algo relacionado con el funcionamiento de nuestro cuerpo surgen nuevas preguntas, y no será diferente en el afán por determinar los efectos del frío y de los ejercicios respiratorios. A medida que adquirimos nuevos conocimientos, lo que sabemos ahora puede quedar descartado dentro de seis meses. En este sentido, los científicos son como cualquier otra persona, se contradicen continuamente.

Se están haciendo afirmaciones que se pueden apoyar con pruebas científicas. ¿Pero de qué sirven? ¿Podemos decir que las personas que padecen cáncer se pueden beneficiar del método de Hof? No, no podemos. De ningún modo. Simplemente no sabemos con exactitud cómo responden las células, los genes y los factores de transcripción. El material es demasiado complejo y nuestros conocimientos todavía no son suficientes. Pero tampoco podemos decir que las personas que padecen cáncer no puedan beneficiarse de estas sencillas técnicas.

El WHM no es peligroso, e imaginemos que funciona. Es importante recordar que no existe un individuo medio y la ciencia sólo compara grupos. Por tanto, no demuestra cómo funcionarán o no las cosas para un individuo específico.

¿Pero qué podemos decir con seguridad acerca del impacto de los ejercicios respiratorios y el frío sobre enfermedades graves? No decir nada en absoluto no está bien porque, si tenemos estos conocimientos, sentimos que es nuestro deber difundirlos. Pero ser demasiado positivos tampoco está bien, porque no queremos dar falsas esperanzas a la gente. Por si esto fuera poco, no sabemos exactamente cómo funciona.

El siguiente capítulo ofrece más información general sobre enfermedades específicas y describe experiencias con pacientes que han trabajado con el WHM. De nuevo, no queremos dar a la gente falsas esperanzas, pero podría motivarte a ver cómo los ejercicios respiratorios y el frío podrían ser capaces de ayudarte, tanto si estás enfermo como si gozas de una salud perfecta.

¿Quién puede beneficiarse del método de Wim Hof?

Ahora que ya sabes en qué consiste el método de Wim Hof y lo que la ciencia piensa de él, la siguiente pregunta, naturalmente, es quién puede beneficiarse de él. Ya hemos mencionado una serie de enfermedades como el reumatismo, la obesidad y la enfermedad de Lyme. También puede valer la pena probar el WHM con otras enfermedades.

Antes de echar un vistazo a varias patologías y dar ejemplos de personas que han empezado a trabajar con ejercicios respiratorios y entrenamiento frío, primero nos gustaría echar un vistazo a cómo el WMH puede ayudar a las personas que están sanas.

Gente sana

Nadie en su sano juicio tomaría duchas de agua fría para estar sano. ¿Por qué deberías preocuparte por no estar enfermo si gozas de una salud perfecta? Sencillamente no te preocupa estar enfermo, ni siquiera la posibilidad de poder enfermar.

Aun así, hay razones de sobra para que las personas sanas tomen duchas frías o naden al aire libre en agua fría. Te proporciona la sensación de que estás vivo. Realmente vivo. Sobre todo si tienes un trabajo que implica estar sentado la mayor parte del tiempo. Puede estar bien, pero no te levantas de un salto cada

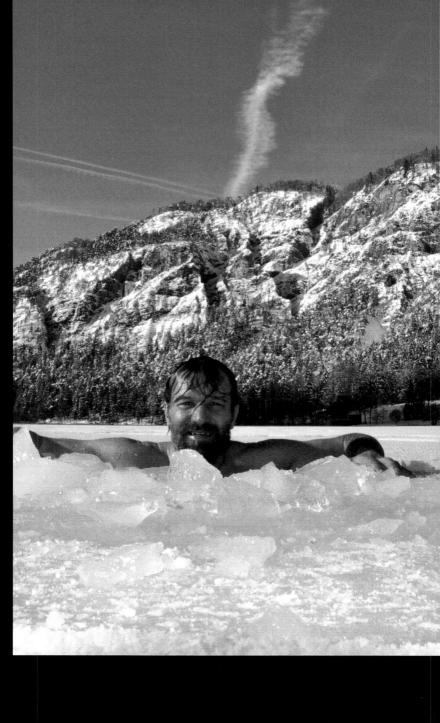

mañana por la emoción de comenzar, así que tomar una ducha de agua fría es una fantástica manera de empezar el día. Te encuentras a ti mismo rebosando energía.

Atletas

El patinador y campeón holandés Sven Kramer toma un baño de hielo después de una intensa sesión de entrenamiento para recuperarse con mayor rapidez. Tras una carrera o un entrenamiento intenso, los músculos de los atletas producen sustancias como el lactato, que pueden permanecer en el cuerpo durante mucho tiempo, y quieren deshacerse del exceso de lactato lo más rápido posible para poder empezar a entrenar intensamente de nuevo sin demora. El ejercicio físico extenuante también causa daños microscópicos a los músculos. Si se descansa lo suficiente, ese daño se repara y el cuerpo se fortalece. Este proceso es conocido como supercompensación. La hidroterapia (meterse en un baño de hielo) acelera el procesamiento de residuos en el cuerpo. Primero, los vasos sanguíneos se cierran y, después, al salir del baño de hielo, la circulación se reanuda de manera más activa. Las investigaciones sobre el efecto de un baño frío o de alternar baños fríos y calientes demuestran que los músculos de los atletas están menos rígidos al día siguiente.

Bleakly *et al.* han llevado a cabo un estudio a gran escala sobre los efectos de los baños de agua fría en la capacidad de recuperación del cuerpo. De los cincuenta y ocho estudios que examinaron, solamente encontraron diecisiete lo bastante buenos para analizarlos con más detalle. Compararon los baños de agua fría con los de agua caliente y la recuperación pasiva. Un estudio comparó los baños de agua fría y la recuperación activa corriendo a un ritmo tranquilo durante quince minutos. Los resultados demostraron que, veinticuatro horas después de la actividad física, los atletas que tomaron un baño de agua fría presentaban menos dolor que aquellos que se habían recuperado pasivamente.

Tras este breve vistazo a las personas sanas y a los atletas, ahora vamos a ver el WHM en relación con una serie de enfermedades y otros problemas de salud.

De nuevo, nos gustaría hacer hincapié en que nuestro objetivo no es animarte a que dejes tu tratamiento habitual ni perjudicar o juzgar los tratamientos «convencionales». Pero sí animarte a que veas el vínculo que hay entre cómo la respiración afecta a millones de células en nuestro cuerpo y posibles problemas o trastornos de salud.

La presión sanguínea

El corazón bombea la sangre a través de las arterias, lo cual genera presión en los vasos sanguíneos. Si esta presión aumenta demasiado, incrementa el riesgo de sufrir enfermedades cardiovasculares. Los médicos miden dos valores cuando comprueban la presión sanguínea: el nivel más alto (sistólico) y el nivel más bajo (diastólico). La presión sanguínea se expresa en términos de estos dos niveles; se considera que la presión normal sanguínea tiene un nivel sistólico de 120 mm/Hg (milímetros de mercurio) y un nivel diastólico de 80 mm/Hg.

Las personas que tienen la presión sanguínea alta suelen percibir muy pocos síntomas, pero la presión continua en los vasos sanguíneos puede provocar daños en los órganos, por ejemplo en los músculos del corazón y las arterias, pero también en los ojos, los riñones y el cerebro.

El nivel sistólico es más variable y, en particular, más sensible al estrés. La presión diastólica proporciona una buena indicación del riesgo de enfermedades cardiovasculares. Si es superior a 95 mm/Hg, los médicos prescribirán un tratamiento y aconsejarán al paciente que, por ejemplo, deje de fumar, coma más sano, tome menos sal, pierda peso, haga por lo menos una hora de actividad física al día y aprenda a gestionar el estrés. Si todo eso no ayuda, el siguiente paso consiste en prescribir una medicación.

Creemos que es una pena que los médicos no incluyan la exposición al frío en sus consejos. Como hemos visto en el capítulo sobre el entrenamiento frío, puedes entrenar tus vasos sanguíneos exponiéndolos al frío. Los vasos sanguíneos se contraen en respuesta al frío para garantizar la provisión de sangre a los órganos vitales y se abren de nuevo cuando el cuerpo entra en calor. Puedes entrenarlos cerrándolos enérgicamente y volviéndolos a abrir.

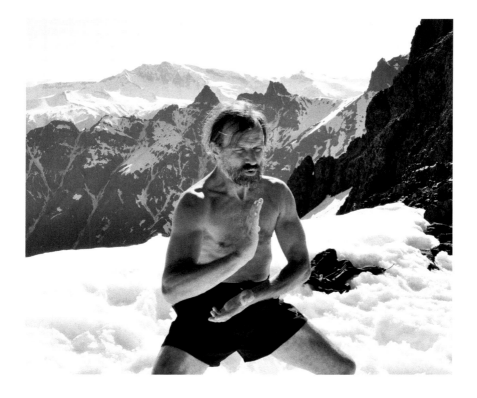

Parece que vale la pena intentarlo si tienes la presión sanguínea alta. Es evidente que deberías empezar tomando duchas de agua fría y no metiéndote directamente en un baño de hielo. Sin duda, eso ayudó a la madre de Jack Egberts (de la que también hablamos en el capítulo sobre el entrenamiento frío): tras tomar duchas de agua fría durante un mes, pudo dejar su medicación después de consultarlo con su médico.

Cáncer

El hecho de que hablemos incluso del cáncer en este libro se debe a las ideas de Capel sobre el NF-kB, descritas en el capítulo anterior. Es un poco delicado, por decirlo suavemente, hablar del cáncer en un libro de Wim Hof sobre la importancia del entrenamiento frío y los ejercicios respiratorios. Como un amigo mío me dijo de forma sucinta: «¿Estás escribiendo un libro con Wim Hof? ¿Ése no es el tipo que dice que puede curar el cáncer simplemente con ejercicios respiratorios y duchas frías?».

Wim nunca ha afirmado que pueda curar el cáncer. Él nunca diría eso.

Sin embargo, a mi amigo se le ponen los pelos de punta cuando oye el nombre de Wim Hof. Escuchamos reacciones como éstas bastante a menudo, personas que rechazan a Wim porque es una persona que da falsas esperanzas a la gente.

Wim Hof dice que él no cura el cáncer. Aun así, el astronauta y físico Wubbo Ockels, que padecía cáncer de riñón, empezó a nadar en las aguas frías de los canales de Ámsterdam después de pasar una semana con Hof. El galardonado filósofo holandés René Gude (con cáncer de huesos) empezó a realizar los ejercicios respiratorios de Wim. El periodista Mark Bos (con cáncer de próstata) tiene un «asiento frío» en su cobertizo, una especie de bañera de madera en la que se puede meter y donde la temperatura permanece siempre a 1 °C.

¿Estaban estos hombres desesperados por encontrar una cura? En un destacado programa de actualidad holandés, Ockels dijo que su médico americano le había dado como máximo un año de vida, pero él no lo había aceptado. Comentó que quería usar la fuerza de su mente para que su cuerpo fuera más fuerte. Estaba buscando al humano primario dentro de sí mismo y dijo que estaba agradecido al cáncer por darle la oportunidad de aprender mucho más y conocer a tanta gente nueva. Ockels quería curarse totalmente, pero falleció el 18 de mayo de 2014.

La noche antes del fallecimiento de Ockels, Arno Gelder, reportero de un periódico nacional, lo visitó en el hospital. Escribió de aquel encuentro: «Nos estrechamos la mano. Se quita su máscara de oxígeno. "Hola, Wubbo…", le digo. No tengo palabras pero Ockels está despierto y contento de que haya venido a verle. "Tengo una declaración –dice–. Para tus lectores. Tenemos que trabajar hacia una nueva religión, una nueva energía. ¡Y se llama humanidad! Está todo en el escritorio de mi ordenador. Martin te lo enviará"».

Gelder le preguntó si tenía miedo. «¿De la muerte? No, en absoluto. He tenido una vida genial, fantástica. Pero es terrible para Joos y los niños. Eso es lo que más preocupa a mi alma».

Ockels luchó hasta el último momento. No pudo combatir su propia enfermedad, pero tuvo la fuerza y la energía para inspirar a los demás hasta el final.

El periodista y director de documentales Mark Bos también está luchando contra su enfermedad. Describió cómo descubrió a Wim Hof después de que le diagnosticaran cáncer, y qué está haciendo con lo que ha aprendido acerca del WHM.

Bos se enteró de que tenía cáncer de próstata en septiembre de 2012. Su próstata había aumentado seriamente de tamaño y el cáncer se había extendido hacia su hueso púbico. Le habían dicho que el cáncer era inoperable. Tras su diagnóstico, se sometió a más exámenes en el Centro Médico de la Universidad de Radboud y recibió más malas noticias. El cáncer también se había extendido al hígado y era intratable. Bos rechazó las inyecciones debido a los desagradables efectos secundarios, pero tomó pastillas y emprendió su búsqueda. Empezó a investigar su propia enfermedad, como si fuera un tema interesante para un documental.

También comenzó a hacer más deporte y a comer más sano. De forma instintiva sentía que era bueno hacer todo lo que consideraba saludable y que nunca había tenido tiempo de hacer como periodista. En cualquier caso, quería hacer algo.

Mediante un programa neurolingüístico (PNL) descubrió el libro *Curación cuántica* de Deepak Chopra. También se familiarizó con la psicoterapia y entró en contacto con Wim Hof. Ésta era una consecuencia de su búsqueda en áreas diferentes.

Bos intenta ver el cáncer como un compañero que puede que esté con él para siempre. Sin embargo, su máximo deseo es curarse. El entrenamiento frío y los ejercicios respiratorios juegan un papel importante en sus esfuerzos por mantenerse tan en forma como sea posible llevando una vida sana. Después del primer entrenamiento con Wim Hof, estaba entusiasmado con los efectos. Tenía más energía y su estado de ánimo fue muy positivo durante varios días, así que decidió continuar. Fue a Polonia durante una semana para hacer entrenamiento frío en las montañas y realizó ejercicios respiratorios durante más de una hora cada día. Los resultados eran prometedores. Después de un escáner en el hospital, recibió buenas noticias: para sorpresa de los médicos, ya no había señales de cáncer en sus huesos.

Ahora que el cáncer ya no se estaba extendiendo, los médicos dijeron que existía una posibilidad de curarlo extirpando las glándulas afectadas, seguido de un tratamiento de radioterapia de siete semanas. Al principio, Bos no estaba muy entusiasmado, pero no quería dejar su destino en manos de curanderos religiosos y morir sin haber sido tratado. Así que aceptó someterse a la operación.

No fue un éxito. Los médicos extirparon cuarenta y una glándulas, diecisiete de las cuales estaban afectadas por el cáncer. Pero el tumor en la próstata era demasiado grande. Los radioterapeutas cancelaron el tratamiento planeado (treinta y cinco sesiones en siete semanas) porque creían que no le haría ningún bien, y Bos volvió a la casilla de salida. Se había sometido a una fuerte intervención para nada, estaba completamente agotado y desilusionado. Tenía que recuperar su confianza, y eso es lo que hizo.

Justo antes de su operación, Bos había decidido participar en la expedición para escalar el Kilimanjaro (*véase* el capítulo sobre el compromiso). Su deseo de llegar a la cima era un incentivo enorme para empezar a trabajar con el WHM de nuevo, así que comenzó a entrenar. Mejoró su forma física y, para diciembre de 2013, era capaz de correr diecinueve kilómetros otra vez. Pero justo cuando todo parecía ir de nuevo en la dirección correcta,

Bos aún tuvo que lidiar con otro contratiempo. Su antígeno prostático específico (APE), que era de 52 antes de la operación, había aumentado a 200 después de operarse y ahora era bastante superior a 300. Era un desastre. Bos tuvo que tomarse el entrenamiento con mucha más calma y, por si fuera poco, sufrió una lesión, pero aun así fue al Kilimanjaro. A través de una combinación de su compromiso y los ejercicios respiratorios, llegó a la cima.

Bos nunca ha creído que el WHM pueda curarle, pero ha notado que le aporta energía adicional cada día para poder vivir su vida de una forma más positiva y activa.

Teniendo en cuenta sus circunstancias, se siente muy bien. Sale a correr y realiza ejercicios respiratorios y entrenamiento frío todos los días. En lugar de yacer en la cama enfermo con su cáncer de próstata, vive su vida al máximo. Tiene una nueva novia, viaja mucho y ha dirigido un documental sobre su enfermedad, su búsqueda y sus experiencias. Se llama *Retour hemel,* un billete de ida y vuelta al cielo.

¿Tiene algún consejo para las personas que padecen cáncer?

«No –dice Bos–, no para los pacientes de cáncer. Mi historia es un ejemplo de cómo puedes mejorar las circunstancias de tu vida tú mismo. Pero sí que tengo un consejo para los médicos que nos tratan: deberían quitarse su corsé de pautas y protocolos y mostrar un poco más de interés en cómo las personas que lo hacen por su cuenta logran progresos reales».

Inflamación

Como describimos en el capítulo sobre la ciencia, es interesante observar qué sucede en el caso de enfermedades donde la inflamación juega un papel importante. Pickkers descubrió que Wim Hof es capaz de controlar sus proteínas inflamatorias. ¿Qué podría significar eso para las personas que toman antiinflamatorios? Como he dicho antes, las personas examinadas en el grupo de Hof estaban sanas. Así que no sabemos nada acerca de los

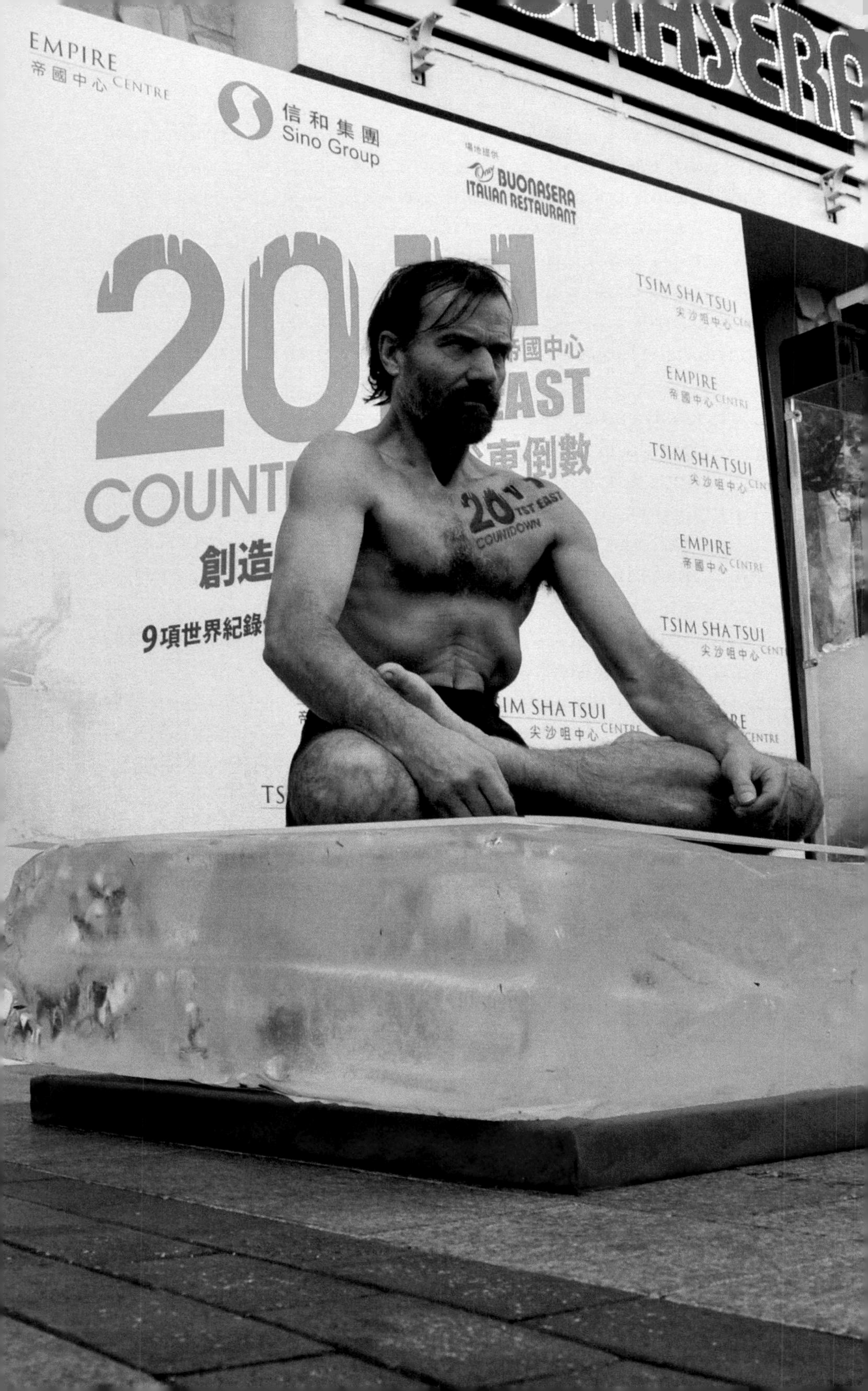

efectos del WHM en personas que están enfermas. No sabemos si la gente que toma antiinflamatorios se beneficiaría de él, pero es un hecho probado que las personas son capaces de controlar sus propias proteínas inflamatorias, así que también puede ser cierto para aquellas que toman medicinas para controlar la inflamación. La medicación no siempre es un éxito de ningún modo y puede provocar serios efectos secundarios.

Los cuatro tipos principales de antiinflamatorios son:

- Corticoesteroides, que son hormonas de la glándula adrenal que estimulan la producción de proteínas antiinflamatorias. El corticoesteroide más conocido es la prednisona.
- Anticuerpos, que actúan sobre una proteína específica e inhiben la parte de la inflamación a la que la proteína está vinculada. Un ejemplo de anticuerpo es el anti-TNF-alfa.
- Fármacos antiinflamatorios no esteroideos (AINE), que alivian la inflamación. Ejemplos de este tipo de fármacos son la aspirina y el ibuprofeno.
- Fármacos antirreumáticos modificadores de la enfermedad (FARME), que reducen el daño en los tejidos a través de la inflamación. Un ejemplo de FARME es el metotrexato.

La lista de enfermedades y problemas de salud que están vinculados a la inflamación está creciendo rápidamente a medida que adquirimos nuevos conocimientos, e incluye el reumatismo, la enfermedad de Crohn, la presión sanguínea alta, la obesidad, el insomnio, la diabetes de tipo II, el alzhéimer, la depresión, algunas formas de cáncer y la fatiga.

Echaremos un vistazo a algunos de estos diagnósticos y, especialmente, a lo que los propios pacientes tienen que decir.

Reumatismo

El reumatismo es un nombre colectivo para más de cien enfermedades. Las más conocidas son la artritis reumatoide, la osteoartritis, la fibromialgia, la gota y la enfermedad de Bechterew. Cuando los médicos hablan de reumatismo, normalmente se refieren a la artritis reumatoide. Se trata de una inflamación de las articulaciones, cuya causa todavía se desconoce. La Asociación Americana del Reumatismo utiliza el siguiente criterio para la artritis reumatoide (cinco de los siguientes síntomas deben estar presentes durante al menos seis semanas):

- rigidez matinal;
- dolor al mover al menos una articulación;
- inflamación debido al engrosamiento de los tejidos blandos en al menos una articulación;
- inflamación en los tejidos blandos de al menos una articulación;
- cambios característicos en la membrana sinovial;
- nódulos característicos en un músculo o tendón.

Si se diagnostica el reumatismo, normalmente se trata con medicación. Los ejercicios respiratorios o la exposición al frío rara vez se aplican, lo cual es una pena, ya que el entrenamiento frío puede ser un complemento eficaz del tratamiento habitual. Marianne Peper es un ejemplo excelente.

MARIANNE PEPER

Entrevisto a Marianne Peper en su casa de Deurne. Antes de empezar la entrevista, quiere enseñarme algo. Toma una bolsa de plástico y vuelca diez cajas pequeñas encima de la mesa. Son fármacos:

- Omeprazol 40 mg;
- Prednisolona 20 mg;
- Levocetirizina 5 mg;
- Naproxeno 250 mg;
- Plaquenil 200 mg;

- Clonidina 0,025 mg;
- Meloxicam;
- Diclofenaco;
- Ventolin;
- Paracetamol;
- Seretide.

Marianne solía tomarlas todas. Y por si fuera poco, cada tres semanas, le inyectaban prednisona. El 17 de octubre de 2013, decidió dejar de tomar su medicación. Es extraño, ya que Marianne padece artritis reumatoide, fibromialgia, varias alergias y dolor en todo el cuerpo. Tiene tanto dolor que ni siquiera puede vestirse sola.

Sin embargo, decidió abandonar su medicación. ¿Por qué motivo?

Me cuenta que su padre murió por tomar prednisona. Cuando era una niña, solía ir a ver al equipo de fútbol local, el FC Twente, y cantaban juntos la canción del club: «One Day We'll Be Champions».[4] Para cuando eso sucedió (el FC Twente ganó la liga en 2010), su padre ya había fallecido. Su muerte prematura todavía afecta a Marianne. Ella asocia su propio uso de las medicinas no con ponerse mejor, sino con el fallecimiento de su padre. Sólo combate los síntomas. Por eso, en octubre de 2013, decidió dejar de tomar la medicación. Después de hacerlo, pasó un infierno durante un mes y medio. Tomaba pastillas para dormir, de otro modo no habría sido capaz de continuar.

Dolor, dolor y más dolor.

También fue duro para su marido. Él la cuidaba, la ayudaba a vestirse, se encargaba de muchas de las tareas de la casa y permanecía al lado de su mujer. Su sentido del hu-

---

4. Del inglés, «un día seremos los campeones». (*N. de la T.*).

mor le ayudó a aliviar la carga durante ese período, pero aun así fue duro. Si tocaba a Marianne, le dolía, así que no podían hacer el amor.

Entonces Marianne vio a Wim Hof en la televisión. De manera intuitiva, pensó: «Este hombre me va a ayudar». Hof decía que somos capaces de mucho más de lo que pensamos. Marianne quería saber más y Wim fue a su casa para explicarle los ejercicios respiratorios.

Marianne empezó a realizar los ejercicios y se sintió mucho mejor después de la primera semana. Fue a Polonia durante una semana y, junto con los ejercicios respiratorios, entrenó con la exposición al frío extremo. Se metió en un riachuelo de agua helada (justo por encima del punto de congelación) y caminó hacia la cima de una montaña en la nieve en pantalón corto. Al final de la semana, sentía que había vuelto a nacer. En casa, construyó un baño especial en el jardín para continuar entrenando en el frío.

Parece demasiado bueno para ser cierto, pero Marianne hace hincapié en que conlleva mucho trabajo duro. Ella realiza ejercicios respiratorios cada día y toma un baño de hielo al menos dos veces por semana. Si no lo hace, el dolor vuelve de inmediato. Aun así, está encantada.

Su reumatólogo le ha aconsejado que compre una lámpara de infrarrojos y tome la medicación, pero Wim Hof le había enseñado los beneficios del frío y ahora ya no necesita medicarse. Ella, que padece reumatismo, ahora se niega a llamarse paciente. Su marido muestra que está de acuerdo con un guiño de satisfacción.

Enfermedad de Crohn

También tenemos una historia excepcional que contar sobre la enfermedad de Crohn. La enfermedad de Crohn es una enfermedad crónica del estómago y los intestinos que afecta a unas doscientas mil personas en los Países Bajos, por ejemplo. Afecta mayoritariamente al intestino grueso o al intestino delgado. La inflamación reduce la absorción de algunos nutrientes en el intestino delgado, lo cual conduce a una pérdida de peso y carencia de nutrientes. Esto causa fatiga y una gran variedad de problemas de salud no específicos. La inflamación también puede provocar daños permanentes en la pared del intestino, dando lugar a una pérdida de sangre.

Los problemas no están limitados al intestino. Las personas que padecen la enfermedad de Crohn también suelen tener dolor en las articulaciones y afecciones cutáneas. A veces, es necesario extirpar secciones del intestino para mantener la enfermedad bajo control.

Sin embargo, existen pruebas de que el método de Wim Hof puede mantener la enfermedad a raya.

MATHIJS STORM

En 2008, Mathijs Storm fue diagnosticado con la enfermedad de Crohn. Se sintió aliviado. Finalmente habían encontrado algo. Durante muchos años había sufrido fatiga. Después de trabajar, simplemente se dejaba caer exhausto en el sofá y, de hecho, nunca podía disfrutar de su amor por las artes marciales porque su sistema era demasiado débil. Pero ahora sabía por qué, después de visitar al médico y que le enviaran al hospital. Tenía la enfermedad de Crohn.

Storm tiene una manera inteligente de describir su enfermedad: «Tengo una pared intestinal de extrema derecha –dice–. Ataca todo lo que es extraño, y eso conduce a una inflamación».

Le recetaron fármacos para inhibir la inflamación. La mayor parte de ellos no le hacían efecto, solamente algunos medicamentos pesados del grupo TNF-α, que es un conocido agente biológico, parecían aliviarle un poco. Storm aprendió a vivir con la enfermedad, se identificó con ella. Explicaba su fatiga y sus limitaciones.

Pero, al cabo de dos años, algo empezó a carcomerle. ¿Es posible que estuviera imponiéndose más restricciones de las necesarias? Naturalmente, la enfermedad de Crohn es la enfermedad de Crohn, pero existen muchas otras maneras de generar más energía, incluso con una inflamación crónica en el intestino. Empezó a leer libros sobre respiración, sobre deporte y sobre nutrición, y comenzó a meditar. En su búsqueda de más conocimientos e información, se encontró con la página web de Wim Hof y vio unos cuantos vídeos.

Se entusiasmó de inmediato con los beneficios de las técnicas de respiración, pero no pensaba que el entrenamiento frío de Hof fuera apropiado para él. Entonces, un año más tarde, su cuñado le contó que Wim sólo come una vez al día. Eso le animó a echar otro vistazo a la página web de Wim. Tal vez una inflamación crónica del intestino se podría aliviar comiendo menos.

Storm leyó entonces en la página web que los resultados de las investigaciones médicas sugerían cautelosamente que Wim podía utilizar su método para influir en su sistema inmunitario. Storm estaba fascinado.

Decidió asistir a uno de los talleres de Wim y ver si podría servirle de ayuda. Por error, resultó que Storm se registró para un fin de semana de instructor en lugar de un taller regular. Participó en todo, realizó los ejercicios de respiración y se metió en una bañera de hielo. Después del fin de semana, estaba encantado y rebosante de energía.

Storm había vuelto a adquirir control sobre su cuerpo y no se había sentido como un paciente durante todo el fin de semana. De vuelta a casa, empezó a realizar los ejercicios, su estado de ánimo mejoró y, por las noches después de trabajar, volvía a tener de nuevo tiempo y energía para hacer varias tareas de casa. Sus niveles de energía continuaron aumentando de manera considerable e incluso empezó a ir y venir del trabajo en bicicleta, algo que no había sido capaz de hacer antes.

Eso le motivó para hacer más. Continuó con el curso de instructor y ganó cada vez más control sobre su cuerpo. Entonces, Wim Hof le preguntó si quería escalar el Kilimanjaro. «¿Qué? –pensó–. ¿Ése no es un monte de seis mil metros de altura en Tanzania?». Pero después de dudar durante mucho tiempo sobre si era una buena idea, Storm decidió acompañarlo. Durante el entrenamiento, su confianza en sus propias habilidades creció aún más. Por las mañanas iba a trabajar en bicicleta con el torso desnudo, a temperaturas tan sólo unos grados por encima de cero. Una mañana, la policía hizo que se detuviera y le preguntaron si se encontraba bien. Cuando les explicó que iba a escalar el Kilimanjaro con Wim Hof y que estaba realizando entrenamiento frío, los agentes se echaron a reír y le desearon buena suerte. Ya habían oído hablar de Wim a través del héroe local Henk van den Bergh, que también trabajó con el WHM y ya casi no tenía problemas con su reumatismo.

La expedición al Kilimanjaro fue dura. Pero Storm llegó a la cima y estaba satisfecho. Un año después, recibió sorprendentes noticias del hospital: ya no encontraban indicios de inflamación en sus heces. Storm estaba convencido de que se debía a los ejercicios respiratorios y al entrenamiento frío.

Más tarde, Storm aprendió que tenía que seguir realizando los ejercicios. Entusiasmado por tener tanta energía, empezó a hacer demasiado: trabajaba más y renovó su casa. También dedicaba mucha atención a su esposa, que estaba embarazada. Tenía muy poco tiempo para realizar los ejercicios y sus niveles de inflamación empezaron a aumentar de nuevo. La enfermedad de Crohn había regresado, pero no era muy diferente de cuando se la diagnosticaron en 2008. Entonces, Storm estaba contento de que hubiera una explicación para sus problemas: era oficialmente un paciente de Crohn. Ahora estaba contento porque sabía lo que tenía que hacer, porque sabía cómo combatir la inflamación: volver a practicar «Hoffing».

En el período siguiente, sintió de nuevo que tenía control sobre su cuerpo, que no sólo dependía de los médicos y los fármacos. Su médico reaccionó de manera positiva a su desarrollo e hizo hincapié en la importancia del equilibrio en nuestras vidas. El método de Wim Hof ayuda a Storm a mantener ese equilibrio y le proporciona la fuerza para seguir teniendo el control de su vida.

Puede que padezca la enfermedad de Crohn, pero Storm ya no es un paciente.

Depresión

Se sabe que las personas que padecen enfermedades autoinmunes sufren reacciones inflamatorias persistentes que atacan su propio tejido. Pero en la década de 1980, el inmunólogo Hemmo Drexhage descubrió algo excepcional: los trastornos de conducta como el autismo y la esquizofrenia estaban presentes de manera sorprendentemente común entre las personas con enfermedades autoinmunes.

A Drexhage se le ocurrió que las respuestas de inflamación también podrían estar afectando al cerebro. Al principio, sus ideas no recibieron mucho apoyo por parte de los psiquiatras, pero hoy en día están tomando su teoría cada vez más en serio.

En un interesante artículo en *NWT Magazine,* el periodista Jop de Vrieze escribió que, en los últimos años, los trastornos psiquiátricos, en especial la depresión, el autismo y la esquizofrenia, habían estado cada vez más vinculados al sistema inmunitario. Se ha afirmado que son provocados por inflamaciones inactivas en el cerebro, que alteran su funcionamiento. Un indicio de esto es que los pacientes psiquiátricos tienen mayores concentraciones de citoquinas, moléculas de señalización para el sistema inmunitario, en la sangre y en el cerebro.

El sistema inmunitario funciona de modo distinto en el cerebro que en el resto del cuerpo. El cerebro tiene sus propias células inmunitarias, conocidas como microglías. Se activan cuando el cerebro está bajo amenaza. Al menos, así es como se supone que funcionan. En personas que padecen trastornos psiquiátricos como la depresión, las microglías se hallan en un estado de preparación permanente. Esto es desastroso, ya que las microglías no sólo son responsables de la resistencia del cerebro, sino que también mantienen vínculos entre las neuronas, los rompen o crean vínculos nuevos según sea necesario. Pero no pueden hacer todo a la vez. Así que si están activadas para responder a una amenaza, no pueden mantener también los vínculos entre las neuronas. Como consecuencia, los vínculos entre el cerebro pueden funcionar con menos efectividad a la larga. Podemos comparar las microglías con agentes controladores de tráfico que garantizan que el tráfico fluya con facilidad. Si un agente de tráfico es atacado por una avispa e intenta ahuyentarla, ya no puede regular el tráfico, lo que resulta en un caos. Por tanto, es importante para el cerebro que las microglías no estén continuamente tratando de combatir amenazas reales o imaginarias.

Holanda es uno de los países más felices del mundo. Sin embargo, casi un millón de personas toman antidepresivos, y no sólo para combatir la depresión; los antidepresivos también se recetan para tratar la ansiedad o trastornos compulsivos. Esta paradoja inspiró a Trudy Dehue para escribir un libro llamado *De Depressie-epidemie*.[5]

En su libro, Dehue expresa sus reservas acerca de la efectividad de las pastillas y es crítica con la triunfante tendencia de la

---

5. Del neerlandés, «La epidemia de la depresión». *(N. de la T.)*.

década de 1980 cuando el Prozac fue proclamado como la respuesta farmacéutica a la depresión. Después de todo, ¿qué sabemos de la depresión? ¿Está provocada por experiencias personales que resultan en frustración y apatía? ¿O es un trastorno independiente causado por alteraciones en nuestras hormonas o neurotransmisores? Puede que se desencadene a partir de experiencias desagradables, pero no necesariamente.

En los próximos años habrá que investigar de una manera más exhaustiva hasta qué punto los ejercicios respiratorios y el entrenamiento frío pueden ayudar a aliviar la depresión o a las personas a recuperarse de ella. Wim Hof está trabajando en la actualidad con un gran número de psiquiatras que investigan cuál es el enfoque que funciona, tal vez en combinación con la medicación.

Asma

De la misma manera que los niveles elevados de inflamación juegan un papel importante en el reumatismo y la enfermedad de Crohn, y tal vez en la depresión, un epitelio inflamado, la capa de células que recubre las vías respiratorias, también es importante en relación al asma.

Konstantin Buteyko, el médico y científico ucraniano al que ya hemos mencionado en el capítulo sobre la respiración, afirmó: «Sin respiración profunda, no hay asma». Tenemos una idea acertada de lo que sucede en el organismo durante un ataque de asma, pero los médicos siguen moviéndose acerca de por qué lo padecen las personas. Según la Organización Mundial de la Salud, hay entre cien y ciento cincuenta millones de pacientes asmáticos. En los Países Bajos, por ejemplo, unas 430 000 personas están oficialmente registradas por sus médicos como pacientes asmáticos. En la actualidad, esta patología se aborda tratando los síntomas; fármacos como Ventolin aseguran que el paciente reciba aire rápidamente, pero esto no soluciona el problema.

Buteyko afirmó que había descubierto la causa real del asma. Según él, es una respuesta a una hiperventilación crónica y a menudo inconsciente. Si se sufre hiperventilación crónica, el cuerpo pierde demasiado dióxido de carbono (*véase* el capítulo sobre la respiración), lo cual no es deseable, ya que el dióxido de carbono juega un papel importante en una gran variedad de procesos del organismo, entre los que se encuentra la absorción de oxígeno de los músculos y los órganos.

Cuando alguien respira demasiado durante un largo período, el cuerpo protesta y trata de evitar más pérdida de dióxido de carbono haciendo más difícil espirar. Una de las maneras en que lo hace es tensionando los músculos que rodean las vías respiratorias. Justamente esto es lo que sucede durante un ataque de asma. Buteyko, por tanto, ve el asma como uno de los mecanismos de defensa del organismo, un intento de evitar perder más dióxido de carbono.

Dick Kuiper, fundador del Instituto Buteyko en los Países Bajos, escribió un libro sobre esto llamado *Leven onder astma*,[6] mientras que el experto en respiración Stans van der Poel está de acuerdo en la importancia de disponer de suficiente dióxido de carbono. ¿Qué sucede en los pulmones durante un ataque de asma?

En su libro, Kuiper explica que se dan tres cambios:

1. Calambre en los músculos de las vías respiratorias. Las vías respiratorias son las tuberías de suministro y depuración de nuestro sistema respiratorio. Llegan hasta el interior de los pulmones y suministran a los alvéolos aire fresco continuamente. Las vías respiratorias están rodeadas de tejido muscular blando. Durante un ataque de asma, este músculo puede sufrir un calambre. Eso

---

6. Del neerlandés, «Vivir con asma». *(N. de la T.)*.

puede suceder en la parte superior de los pulmones, pero también puede ocurrir más hacia dentro, por ejemplo, cerca de los alvéolos. Entonces, las vías respiratorias se estrechan, haciendo que respirar sea más difícil.

2. Epitelio inflamado. Las vías respiratorias están recubiertas por una fina capa de células llamada epitelio que se puede inflamar, por ejemplo, en respuesta a los agentes químicos que respiramos. Cuando el epitelio se inflama, también hace que resulte más difícil respirar.

3. Aumento de producción de mucosa. El epitelio consta de células que producen mucosa y células ciliares; todas juntas, garantizan que los pulmones permanezcan limpios y estériles. La mucosa atrapa el polvo y los bacilos que cubren la pared interna de las vías respiratorias, mientras que los cilios transportan la mucosa hacia la garganta. Durante un ataque de asma, el epitelio puede producir tanta mucosa de más que los cilios tienen dificultades para retirarla. De nuevo, esto hace que respirar sea más difícil.

Con el asma, el principal foco está en la inflamación de las vías respiratorias. Eso hace que la respuesta del profesor de química clínica Frits Muskiet a los exámenes del Centro Médico de la Universidad de Radboud sea especialmente interesante: «Debido a nuestro estilo de vida actual, vivimos en un nivel de infección permanentemente bajo. Podríamos decir que estamos infectados de manera crónica, pero como es tan bajo, no lo percibimos en absoluto. No lo notamos, pero es el caldo de cultivo de muchas enfermedades. El grupo de Wim Hof nos ha demostrado que es posible reprimir esa respuesta inflamatoria».

Si uno de los principales cambios físicos que ocurren durante un ataque de asma es la inflamación de las vías respiratorias y sabemos que a los pacientes de asma (definidos como personas que utilizan un agonístico adrenérgico 2 para dilatar las vías respiratorias más de tres veces por semana) se les aconseja que tomen antiinflamatorios, entonces el método de Wim Hof podría lograr el mismo resultado con menos efectos secundarios. Konstantin Buteyko hace hincapié en la importancia de una respiración más superficial y dice que inspirar a través de la nariz es suficiente para asegurarnos de que no vamos a respirar con demasiada profundidad.

Las técnicas de respiración de Wim Hof, que implican inspirar profundamente y después espirar despacio, parece que están por completo reñidas con esto. Sin embargo, después de realizar estos ejercicios, observamos que las personas empiezan a respirar con más tranquilidad y que sus niveles de dióxido de carbono vuelven a la normalidad. La gran diferencia es que, durante los ejercicios, la respiración está controlada, mientras que las personas que padecen asma respiran demasiado profundamente y no pueden controlarla.

Artritis

Desde 2013, la artritis también se ha relacionado con la inflamación. La artritis es una enfermedad progresiva en la que el cartílago entre las articulaciones disminuye de manera paulatina, causando dolor y rigidez. Alrededor de un millón doscientas mil personas en los Países Bajos, por ejemplo, padece alguna forma de artritis.

El tratamiento actual consiste en tomar analgésicos y, si es muy grave, implantar una nueva articulación. Durante mucho tiempo se creyó que la artritis era una enfermedad del cartílago en sí causada por el desgaste y el desgarro de las articulaciones. Esto es coherente con el hecho de que suele darse en personas mayores y personas obesas cuyas articulaciones de las rodillas se desgastan con más rapidez debido al exceso de peso. Eso parece plausible, excepto por el hecho de que las personas obesas a menudo también tienen artritis en las manos, lo cual no se puede explicar con una carga mecánica excesiva.

El 18 de junio de 2013, Lobke Gierman (1983) recibió el doctorado por su tesis «Inflamación: ¿un vínculo entre el síndrome metabólico y la osteoartritis?». Tras la investigación, Gierman afirmó: «Ahora tenemos una visión completamente diferente de la artritis. Una respuesta inflamatoria leve causada por el sobrepeso es posible que sea algo significativo, en especial en las primeras fases de la enfermedad».

Diabetes de tipo II

Existen dos tipos principales de diabetes.

Características de la diabetes de tipo I:

- el cuerpo ya casi no produce insulina por sí mismo;
- el sistema inmunitario destruye accidentalmente las células que producen la insulina;
- los pacientes tienen que inyectarse insulina unas cuantas veces al día, o utilizar una bomba de insulina;
- antes se conocía como «diabetes juvenil»;
- una de cada diez personas que padecen diabetes pertenece al grupo I.

Características de la diabetes de tipo II:

- el cuerpo es resistente a la insulina;
- ya no responde a la insulina de manera adecuada (insensibilidad a la insulina);
- el exceso de peso y la falta de actividad física, la edad y el historial de la enfermedad en la familia pueden aumentar el riesgo de contraer diabetes de tipo II;
- los pacientes normalmente son tratados con fármacos, se les aconseja que sigan una dieta sana y se les hace ver la importancia de la actividad física. A veces también tienen que inyectarse insulina;

- antes se conocía como «diabetes del adulto», pero ahora es bastante común entre personas más jóvenes;
- nueve de cada diez personas que padecen diabetes pertenece al grupo II.

Recientemente, no sólo se presta una gran atención al vínculo entre la obesidad y la diabetes de tipo II, sino también a la relación entre estos dos factores y la inflamación.

La Fundación para la Diabetes en los Países Bajos muestra el siguiente mensaje en su página web:

«La obesidad juega un papel importante en el desarrollo de la diabetes de tipo II, porque el cuerpo reacciona peor a la insulina en personas con sobrepeso. Existen fuertes indicios de que la inflamación del tejido graso también juega un papel, y se han llevado a cabo investigaciones para estudiar más este vínculo.

»Las investigaciones demostraron que la proteína citoquina IL-1 desempeña un papel importante en la inflamación del tejido graso. Esto se estudió en las células de animales y humanos bajo estudio. La proteína es más activa en el caso de la obesidad, especialmente en la grasa alrededor de la cintura. En ratones, el cuerpo reaccionó mejor a la insulina cuando la proteína era inhibida.

»Los investigadores también descubrieron una proteína hermana de la IL-1, la IL-37, que tiene el efecto contrario. En los animales examinados, la IL-37 proporcionaba protección tanto de la inflamación como de la insensibilidad a la insulina en el caso de la obesidad. Esto puede ofrecer un nuevo modo de abordar la diabetes tipo II.

»Estos resultados hacen posible, en el futuro, estudiar si la inflamación se puede inhibir con fármacos, con el objetivo de mejorar la insensibilidad a la insulina».

Aquí también se ha establecido un vínculo directo entre la inflamación y una enfermedad del bienestar. Y se va a investigar. Existe una buena razón para dar una justa oportunidad a los ejercicios respiratorios y al frío en esta investigación. Aunque todavía no sabemos qué es lo que sucede antes (la inflamación, la obesidad o la diabetes), sin duda, vale la pena investigar.

Entonces, ¿cómo están relacionadas la inflamación y la obesidad?

Obesidad

Cada vez existen más pruebas de que la obesidad y la inflamación están relacionadas. En 2013, una investigación en Brisbane (Australia) demostró que las personas obesas tienen un nivel anormal de la proteína inflamatoria PAR2 en el tejido adiposo abdominal. La investigación, publicada en *The FASEB Journal,* fue dirigida por el doctor David P. Fairlie, que llevó a cabo exámenes en ratas y humanos obesos, y los resultados ofrecen nuevos puntos de vista sobre el vínculo entre la inflamación y la obesidad. El nivel de proteína PAR2 incluso aumenta en las superficies de las células inmunitarias humanas a través de ácidos grasos en la dieta. Las ratas obesas que fueron alimentadas con grandes cantidades de azúcar y grasas tenían niveles elevados de PAR2, pero si se les administraba un fármaco oral que se unía a la PAR2, la inflamación causada por la proteína quedaba bloqueada. Lo mismo sucedía con los otros efectos negativos de una dieta alta en azúcares y grasas.

«Este importante nuevo hallazgo vincula la obesidad y las dietas altas en grasas y azúcares con cambios en las células inmunitarias y el estado inflamatorio, haciendo hincapié en una percepción creciente de que la obesidad es una enfermedad inflamatoria –dijo Fairlie, que trabaja en el

Instituto de Biociencia Molecular en la Universidad de Queensland–. Los fármacos diseñados para bloquear ciertas proteínas inflamatorias, como en este informe, pueden ser capaces de evitar y tratar la obesidad, que a su vez es un importante factor de riesgo para la diabetes de tipo II, enfermedades cardiovasculares, embolias, insuficiencia renal, amputación de miembros y varios tipos de cáncer».

El doctor Gerald Weissmann, editor jefe de *The FASEB Journal,* añadió: «Sabemos que comer demasiado y no hacer suficiente ejercicio provoca sobrepeso y después obesidad ¿pero por qué? La esencia de este informe es que la obesidad es una enfermedad inflamatoria, y la inflamación desempeña un papel más importante en la espiral descendente de la obesidad de lo que percibe la mayoría de personas. Parece que una vez que podemos controlar la inflamación, podemos comenzar a controlar todo lo demás. Afortunadamente, estos científicos ya han identificado un compuesto prometedor que parece funcionar».

La investigación australiana es interesante. Pero la conclusión de los investigadores de que los fármacos se pueden usar para controlar las proteínas inflamatorias parece haber quedado obsoleta ahora que los efectos beneficiosos de los ejercicios respiratorios y el entrenamiento frío han sido ilustrados. Un cambio de dieta, más actividad física, ejercicios respiratorios y entrenamiento frío. ¿Por qué no? Es posible que eso también pueda controlar las proteínas inflamatorias.

Annemarie Heuvel lo descubrió por sí misma. Heuvel, una antigua y gran jugadora de waterpolo, ahora es propietaria de una empresa llamada TopsportConnect. Después de dejar el deporte de alta competición dedicó toda su energía a su nueva empresa. Eso significaba una gran cantidad de reuniones, viajar y comer mucho, a consecuencia de lo cual ganó mucho peso. Durante muchos años probó una sucesión de dietas, pero nunca con el resultado deseado. Hasta que su antigua compañera de equipo, Marianne Peper, hizo que se interesara por el método de Wim Hof. Cambió su estilo de vida por completo y, combinando una dieta sana y baja en sal, bebiendo mucha agua y el WHM, ahora ha perdido catorce kilos y se siente de nuevo en forma tanto a nivel mental como físico.

Además de la inflamación, la grasa parda también es un factor importante. El tejido adiposo pardo se produce principalmente cuando dos proteínas (la PRDM16 y la BPM7) se activan en respuesta al frío.

Como hemos explicado, el cuerpo tiene dos tipos de tejido adiposo: blanco y pardo. El tejido adiposo blanco se utiliza para almacenar grasa, mientras que los bebés y otros animales en particular utilizan la grasa parda para mantener el cuerpo a la temperatura adecuada. De hecho, es extraño que los humanos adultos apenas tengan grasa parda, ya que es una fuente de combustible muy valiosa. En zonas frías, las personas que trabajan en el exterior todavía tienen altos niveles de grasa parda, al igual que Wim Hof.

El tejido adiposo pardo se produce cuando el cuerpo tiene frío. También garantiza que el organismo mantenga un buen equilibrio entre la grasa almacenada y la grasa utilizada como combustible. Esto se debe a que, al contrario que el tejido adiposo blanco, el organismo pardo contiene gran cantidad de mitocondrias. Las mitocondrias son las centrales eléctricas de nuestro cuerpo. Capacitan al tejido adiposo pardo para quemar más grasa que el tejido adiposo blanco, que apenas contiene mitocondrias.

En resumen, un cuerpo frío produce más tejido adiposo pardo, lo cual permite quemar más grasa en las células. Cuanto más tejido adiposo pardo tengas, más quemas y más peso pierdes.

En el contexto de la energía y de quemar grasa, también es interesante echar un vistazo a lo que puede suceder en el caso de las personas que padecen fatiga.

Fatiga

La teoría de la antigua asistente de laboratorio de función pulmonar Stans van der Poel también es interesante en relación con nuestro examen de los sistemas de energía del cuerpo. En su libro *Chronische vermoeidheid nooit meer,*[7] escribe que nutrientes como las grasas, las proteínas y los carbohidratos se queman a nivel celular. Esa energía es requerida por todos los músculos y órganos, tanto cuando se están utilizando como cuando están en reposo.

Como en un fuego normal y corriente, ese proceso de quemado requiere combustible y oxígeno. El oxígeno está en el aire que inhalan y absorben los pulmones, que entonces es transportado por la sangre a todas las células de los músculos y los órganos.

El trifosfato de adenosina (ATP) es la fuente principal de energía del organismo. Cuando el ATP se descompone se libera energía. Como es una molécula relativamente grande y pesada, es imposible almacenar toda la energía que requiere el cuerpo como ATP. El organismo tiene una solución eficaz para este problema en forma de diferentes sistemas de energía, los cuales proporcionan energía en forma de ATP de un modo distinto. Como consecuencia, cuando necesitamos energía, podemos sacar partido de cinco «recipientes de almacenamiento» que proporcionan ATP a su propia manera:

• grasa;
• glucosa (aeróbica);
• glicólisis (anaeróbica);
• ATP libre.

La necesidad de energía del organismo depende de la intensidad de la actividad. Cada recipiente de almacenamiento tiene una capacidad y disponibilidad diferente. Es importante saber

---

7. Del neerlandés, «No más fatiga crónica». *(N. de la T.)*

que los distintos sistemas de energía siempre trabajan juntos, pero que la contribución relativa de cada uno varía, dependiendo de la duración y la intensidad de la actividad.

Cuanto menos intensa sea la actividad, más grasas de baja energía utilizaremos como combustible, y cuanto más intenso sea el esfuerzo, más ATP libre usaremos. La energía generada se libera mediante la descomposición de componentes orgánicos. Ésta puede tener lugar con oxígeno (aeróbica) o sin él (anaeróbica).

El almacén de grasa es, con diferencia, el más grande, incluso si no se tiene sobrepeso en absoluto. Las reservas de grasa del organismo están diseñadas para una actividad leve y de larga duración, ya que la energía se libera lentamente. Pero cuando el cuerpo necesita energía con rapidez (ATP), estos procesos aeróbicos son demasiado lentos y la glucosa se descompone sin oxígeno. Este proceso químico mediante el cual se libera energía de una forma distinta es anaeróbico y se conoce como glicólisis.

En el caso de una actividad extremadamente intensa, el cuerpo utiliza las pequeñas cantidades de ATP libre y fosfato de creatina (PCr) almacenadas en los músculos. Contienen suficiente PCr almacenado para proporcionar energía entre diez y treinta segundos, y suficiente ATP para sólo entre dos y cuatro segundos, por ejemplo, para un breve impulso de fuerza.

Volvamos a la fatiga.

Incluso cuando el cuerpo está en reposo o llevando a cabo una baja actividad, está empleando energía todo el día. El ATP libre y el PCr no sirven de mucho para un día entero de trabajo o de labor física. La glucosa y el glucógeno nos ayudarán a aguantar durante una hora o dos como mucho en el caso de ser un atleta de alta competición y, como observamos en las personas que llevan a cabo huelgas de hambre, tenemos suficiente grasa para mantenernos con vida durante varios días.

Un cuerpo sano primero quema la grasa almacenada en los músculos y, después, aprovecha las reservas de grasa en el tejido adiposo subcutáneo. Cuando la actividad se detiene, la grasa en los músculos se reaprovisiona de tejido adiposo. Cuanto mayor sea el esfuerzo, más reservas de glucosa utilizará el cuerpo.

Sin embargo, los resultados de los exámenes demuestran que las personas que padecen fatiga crónica también sacan partido de sus reservas de azúcar en lugar de la grasa cuando están en reposo. Los cuerpos de las personas que padecen desgaste, síndrome de fatiga crónica (SFC), síndrome de Pfeiffer y fibromialgia dan los mismos resultados que aquellas implicadas en una actividad física extenuante. Por tanto, mientras las personas que padecen fatiga sienten que están descansando, sus cuerpos todavía están en funcionamiento, sus reservas no están siendo reaprovisionadas y el cuerpo queda exhausto. El cuerpo se ha convertido en una máquina de quemar azúcar. Aunque muchos pacientes de SFC no tienen sobrepeso, su porcentaje de grasa es relativamente alto. Esto se debe a que sus reservas de grasa no están siendo utilizadas. Incluso emplean sus reservas de azúcar por la noche, lo que explica por qué se sienten agotados por la mañana.

La respiración es un factor importante, es el cuerpo en funcionamiento, es decir, el cuerpo activo en lugar de en reposo. Van der Poel vincula esto con un equilibrio alterado entre el oxígeno y el dióxido de carbono en sangre. Según ella, una escasez de dióxido de carbono en la sangre aumenta el valor del pH, y esto se debe a que se respira demasiado rápido o demasiado profundo, lo cual nos lleva de nuevo a Konstantin Buteyko y sus ideas sobre el asma.

Los ejercicios respiratorios y la posibilidad de movilizar la grasa parda como combustible también pueden tener un efecto beneficioso en las personas que padecen fatiga.

«Problemas de Twitter»

Cuando estaba finalizando este libro, publiqué un mensaje en Twitter:

«Terminando un libro con @Iceman_Hof. ¿Alguien ha solucionado sus problemas de salud con el WHM y cree que debería aparecer en el libro?».

Twitter no es mi medio favorito en absoluto, pero estaba interesado en ver si obtenía reacciones de quejas o trastornos que no surgieron durante las entrevistas e investigaciones que había llevado a cabo para este libro.

Y, efectivamente, recibí algunas respuestas que me gustaría compartir. No se trata de enfermedades graves y no he comprobado ninguna de ellas con médicos, pero provienen de usuarios entusiasmados con el WHM. Y como los ejercicios respiratorios y el entrenamiento frío no son fármacos costosos y no tienen efectos secundarios graves, puedes probarlos tú mismo de una manera fácil.

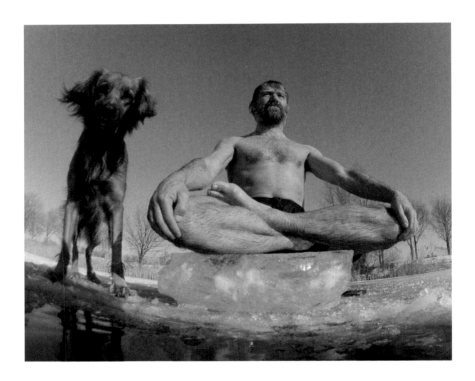

Venas varicosas

Los vasos sanguíneos de color entre azulado y morado que aparecen a través de la piel se conocen con el nombre de venas varicosas. Pueden ser pequeños capilares o venas grandes e hinchadas visibles como bultos. No está completamente claro por qué se desarrollan y su aparición puede estar relacionada con diversos factores.

El corazón bombea sangre a través de las arterias hacia todas las partes del cuerpo y regresa al corazón a través de las venas. Si tensionamos los músculos de la pantorrilla, los vasos sanguíneos se presionan entre sí. Debido a que hay válvulas en las venas de las piernas, la sangre no puede fluir hacia abajo, así que es empujada hacia arriba, hasta el corazón. Si la sangre de las piernas no fluye de nuevo hasta el corazón adecuadamente, se acumula en las venas, la presión aumenta, las venas se dilatan y las válvulas no vuelven a cerrarse como deberían. Las válvulas que no funcionan bien impiden que la sangre fluya hacia arriba, lo que significa que se acumula más sangre en las venas y éstas se dilatan aún más. Las hemorroides también son venas varicosas, pero se encuentran en el interior y alrededor del ano.

Después de mi mensaje en Twitter, recibí un número de respuestas de personas que habían solucionado sus problemas de hemorroides inesperadamente después de realizar el entrenamiento frío.

Manos y pies fríos

Si tomas duchas de agua fría tendrás menos problemas con las manos y los pies fríos. Parece un poco contradictorio, pero en realidad es muy lógico. Como resultado de estar expuesto al frío extremo, tu cuerpo empezará a generar calor, como cuando encendemos un termostato. Cuando la exposición al frío se detiene, por ejemplo, al cerrar el grifo de la ducha, tu cuerpo continúa generando calor.

Además del entrenamiento frío, los ejercicios respiratorios también ayudan a dejar de tener las manos y los pies fríos. Una causa de este problema puede ser la respiración rápida e irregular. Parece extraño pero es cierto.

Si respiramos rápido, exhalamos demasiado dióxido de carbono. La proporción de oxígeno y dióxido de carbono en sangre debería ser aproximadamente 3:2, pero si respiramos demasiado rápido alteramos este equilibrio. Si tenemos demasiado poco dióxido de carbono en el organismo, los vasos sanguíneos se contraen, la circulación es menos eficiente y lo notamos de inmediato en las extremidades: las manos y los pies.

El secreto de una vida longeva

Después de mi mensaje en Twitter, alguien me envió un artículo del periódico nacional holandés *Algemeen Dagblad,* en el que se describía un estudio de los efectos del ibuprofeno. El titular decía:

EL IBUPROFENO PODRÍA SER EL SECRETO DE UNA VIDA LONGEVA

Los investigadores habían examinado el fármaco, normalmente utilizado para aliviar el dolor y combatir la fiebre y la inflamación, en levadura, hongos y gusanos. No era un estudio que me entusiasmara precisamente pero el vínculo, una vez más, con un antiinflamatorio era interesante.

El fármaco parecía que inhibía el envejecimiento de manera considerable. Los investigadores de la Universidad A&M de Texas y otros lugares administraron a levaduras, hongos y gusanos una dosis de ibuprofeno diaria durante tres años, comparable a la dosis que toman los humanos. La vida de la levadura se incrementó un 17 por 100, doce años en términos humanos. Los gusanos y las moscas también vivieron un tiempo considerablemente mayor, alrededor de un 10 por 100. También parecían vivir más años con buena salud.

Ellen Nollen, profesora de biología celular en el Centro Médico de la Universidad de Groningen, calificó los resultados como «prometedores». El ibuprofeno se había vinculado antes con una reducción del riesgo de contraer enfermedades de la vejez como el alzhéimer. «Está claro que contiene algo que interviene en la célula de un modo diferente a otros métodos para prolongar la vida –dijo Nollen. Y añadió–: Vale mucho la pena seguir investigándolo». Los científicos dicen esto muy a menudo pero, en este caso, parece una sugerencia válida.

Combatir el estrés aquí y ahora

«La exposición al frío siempre me trae con intensidad de vuelta al aquí y el ahora –escribió Léon Dantuma–. Cuando estoy estresado o tengo muchas cosas en la cabeza, suelo tomar una ducha fría. Y hago lo mismo cuando estoy cansado, para darme una inyección de energía». Obtuve muchas reacciones con un mensaje similar. Más contacto con tu cuerpo, más relajación y menos estrés. Parece lógico, por muy impreciso que resulte a primera vista. Y es una motivación para intentarlo, también en el caso de las personas sanas.

Buena salud, cobijo, comida y bebida. Podríamos decir que eso es todo lo que una persona necesita para ser feliz. Sin embargo, existen miles de personas que tienen una casa, suficiente para comer y beber y que gozan de buena salud que se pasan el día entero agitadas y nerviosas, con la cabeza llena de todas las cosas que tienen que hacer. Y es una verdadera lástima. Refréscate, toma una ducha de agua fría y observa qué efecto tiene en ti.

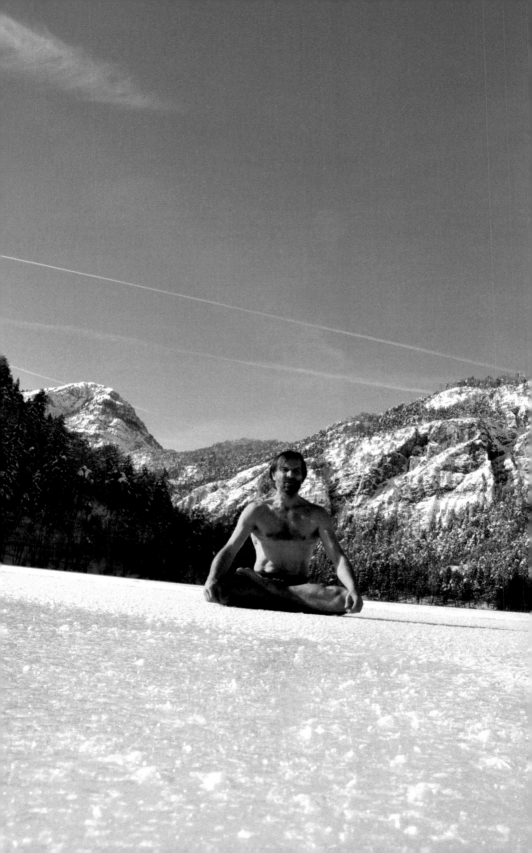

Hazlo tú mismo en treinta días.
Despierta y pasa a la acción

Leer un libro está muy bien, pero sería una pena que estos conocimientos permanecieran a nivel intelectual y que no hicieras nada con ellos.

Queremos animarte a que empieces a trabajar con los ejercicios respiratorios y el entrenamiento frío durante treinta días.

Realiza este ejercicio respiratorio cada día:

• Inspira profundamente, después espira. Hazlo al ritmo que te resulte más cómodo.
• Repítelo treinta veces.

La última vez, espira completamente, después inspira de nuevo hondo, espira otra vez despacio y luego espera.

Por tanto, inspiras profundamente y espiras despacio sin ejercer presión. Al no espirar del todo, un pequeño residuo de aire permanece en los pulmones. Después de hacerlo treinta veces, aguanta la respiración tras espirar y espera hasta que sientas la necesidad de inspirar de nuevo. Sigue realizando este ejercicio hasta que sientas un hormigueo, te marees o te sientas débil.

Puedes observar si tu cuerpo cambia durante los ejercicios respiratorios comprobando cuánto tiempo puedes aguantar la respiración. Comprueba cuánto tiempo puedes hacerlo antes de realizar los ejercicios, y otra vez después de haberlos hecho. Si puedes aguantar la respiración cada vez más tiempo, es una buena señal.

Ducha de agua fría

Toma una ducha de agua caliente, como sueles hacerlo. Después, con el agua todavía caliente, empieza a realizar ejercicios respiratorios. Inspira y espira despacio. Hazlo unas cuantas veces y entonces abre el grifo de agua fría. Intenta seguir respirando con calma. Permanece bajo el agua fría durante un minuto. La segunda semana, permanece bajo el agua fría durante dos minutos. La tercera semana, haz lo mismo durante tres minutos. Y la cuarta semana, permanece bajo el agua fría durante cinco minutos sin tomar previamente una ducha de agua caliente.

También es bueno sumergir las manos y los pies en hielo una vez a la semana. Llena un recipiente con agua fría y añade trozos o cubitos de hielo. Si no tienes congelador, puedes comprar cubitos de hielo en el supermercado. Mete las manos en el agua helada durante dos minutos y después haz lo mismo con los pies.

¿Prefieres meterte en una bañera de hielo o nadar en el exterior en invierno? Sin duda, te animamos a que lo hagas, pero es aconsejable intentarlo primero con alguien que tenga experiencia.

Día	Ducha fría	Ejercicios respiratorios	Tiempo de retención
1			
2			
3			
4			
5			
6			
7			
8			
9			
10			
11			
12			
13			
14			
15			
16			
17			
18			
19			
20			
21			
22			
23			
24			
25			
26			
27			
28			
29			
30			

Epílogo

Es 17 de diciembre de 2014. Estoy caminando a lo largo de la calle Admiraal De Ruyterweg de Ámsterdam en pantalón corto y una camiseta de manga corta. La temperatura es de 2 °C, el frío es cortante y se forman remolinos de aguanieve en el aire. Voy caminando desde mi casa hacia el canal Admiralengracht para darme un baño. Los patos están nadando en el canal, a ellos les da igual el frío. Me quito la camiseta.

«¿Va a nadar?», oigo una voz y miro a mi alrededor. Un hombre con una bufanda que le cubre la boca, un gorro de invierno y un grueso chubasquero me mira fascinado.

«En realidad no es nadar –respondo–. Me meto en el agua y me muevo de un lado a otro durante cuatro o cinco minutos y después salgo».

El hombre me mira asombrado. «Eso es realmente peligroso. ¿Sabe lo fría que está?».

Lo sé con exactitud, porque había tomado la temperatura esa misma tarde. «Cuatro grados», respondo.

El hombre no se queda tranquilo y no quiere leer en el periódico al día siguiente que un hombre ha muerto de hipotermia en el Admiralengracht, así que se queda esperando. Mi explicación acerca de Wim Hof, de que estoy escribiendo su libro y realizando el entrenamiento frío no le convence del todo, pero ha despertado su curiosidad. Me pregunta si me puede grabar. Le digo que está bien y me sumerjo en el canal.

Al cabo de un minuto o dos, el hombre está realmente entusiasmado. Yo me muevo en el agua y le explico todo acerca de los vasos sanguíneos y el efecto beneficioso del frío. Y todo ello gratis, casi en nuestro patio trasero. Emocionado, el hombre llama a su hermano. Haciendo señas con el brazo, le dice que de veras hay alguien nadando en el canal y que debería venir a echar un vistazo. Hace mucho frío, está nevando y alguien está chapoteando en el canal. Mientras salgo del agua y me pongo con calma la camiseta, su hermano se acerca caminando hacia nosotros. Estoy empapado y, con el viento helado, empiezo a sentir frío. Quiero irme a casa, pero los hermanos no cesan de hacerme una pregunta tras otra. ¿Cómo es posible? ¿Por qué lo hago? ¿Deberían hacerlo ellos? ¿Quién se puede beneficiar de ello? ¿Puede hacerlo todo el mundo? Contesto a sus preguntas hasta donde sé. Quiero satisfacer su hambrienta curiosidad. Los hombres se van caminando y vuelven a decir que, sin duda, leerán el libro cuando salga. En ese momento, todavía faltan meses para eso.

Me voy a casa, entro en calor con una taza de té y entiendo lo positivo y gratificante que es el trabajo de Wim Hof; presentar a las personas curiosas los beneficios del frío.

Una semana después, voy a nadar de nuevo al Admiralengracht. Son las diez de la noche y no llueve, pero todavía hace frío. Está oscuro y no hay nadie en la calle. Me deslizo en el agua y al cabo de cinco minutos vuelvo nadando al borde del canal. «¿Qué está haciendo, caballero?», oigo una voz profunda de cerca.

Dos agentes de policía me están mirando con desconfianza. Está claro que quieren que dé cuenta de mi extraño comportamiento, y rápido. Les explico que estoy escribiendo un libro con Wim Hof, más conocido como el hombre de hielo, y que, naturalmente, yo mismo tengo que practicar un poco. Los agentes no parecen muy satisfechos con esta explicación ni con mi baño en el canal. ¿Es que no sé lo sucia que está el agua? Por supuesto, he tenido mis dudas sobre ello, pero el agua de los canales de Ámsterdam está mucho más limpia en los últimos años.

Los agentes de policía todavía no están muy contentos y dicen que en realidad no está permitido nadar en los canales. Ahora los miro sorprendido. ¿No está permitido nadar en los canales? No me había parado a pensarlo. Me dicen que existen ciento veinticuatro zonas de baño oficiales en la provincia del norte de Holanda, pero que los canales de Ámsterdam no se encuentran entre ellas.

«Vaya», respondo. Me dejan irme a casa con una advertencia y la promesa de que no lo volveré a hacer.

Me voy a casa, entro en calor de nuevo con una taza de té, y me doy cuenta de lo difícil que es para Wim Hof lidiar con escépticos y personas que tienen un problema con todas las cosas especiales que hace.

Espero de manera ferviente que este libro ayude a las personas a redescubrir los efectos positivos del frío y que construya un puente entre Wim Hof y los lectores «normales». Wim va muy lejos y su entusiasmo proviene de lo más profundo de su alma. Eso puede tener un efecto positivo, pero también puede asustar a la gente. Con este libro, queremos demostrar que no es necesario irse a Islandia para experimentar los beneficios del frío. Mientras lo escribía, también busqué los extremos, aunque no tanto como Wim, naturalmente, nadando en el canal en invierno. Pero una ducha de agua fría te aportará los mismos beneficios.

Así que, por ahora, cálidos (y fríos) saludos.

KOEN DE JONG
Nederhost den Berg, febrero de 2015

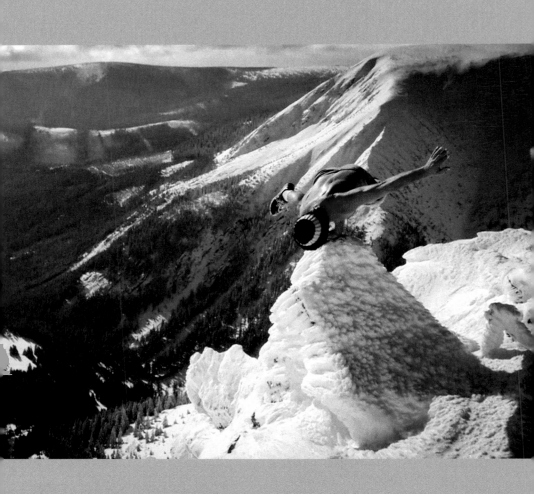

Acerca de los autores

WIM HOF

Wim Hof es un intrépido holandés que actualmente ostenta veinte récords mundiales relacionados con su capacidad para soportar el frío extremo. Como coautor de *El hombre de hielo,* a través de sus logros científicamente validados y como creador del método Wim Hof, ha inspirado a decenas de miles de personas en todo el mundo a recuperar su vitalidad mediante la práctica del control de la respiración y la terapia del hielo.

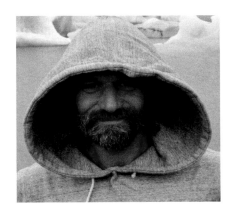

KOEN DE JONG

Koen de Jong vive en Ámsterdam y ha escrito seis libros sobre la respiración y la práctica de correr. Su libro *The Marathon Revolution* es un éxito de ventas en los Países Bajos. Ha corrido seis maratones y practica la meditación *vipassana.* Desde que conoció a Wim Hof, Koen disfruta nadando en invierno y su libro favorito es *Momo,* de Michael Ende.

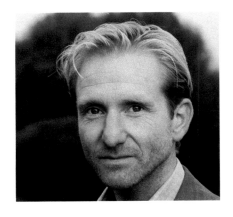

Lecturas recomendadas

En este libro, hemos tratado de ser lo más exhaustivos posible. Puedes empezar tú mismo simplemente utilizando la información y consejos que hemos proporcionado. A continuación, tienes una lista de páginas web y libros donde puedes encontrar más información.

Páginas web

WWW.INNERFIRE.NL

La página web de Wim y Enahm Hof contiene todas las noticias sobre investigaciones científicas del WHM. También puedes encontrar el programa de conferencias, talleres y viajes organizados de Wim.

WWW.WIMHOFMETHOD.COM

Aquí encontrarás un curso *on line* que te llevará a través del WHM paso a paso en diez semanas. Hay vídeos e instrucciones sobre los ejercicios respiratorios y el entrenamiento frío de Wim, y durante el período de diez semanas puedes plantear preguntas acerca de tus experiencias.

WWW.COOLCHALLENGE.NL (ACTUALMENTE SÓLO DISPONIBLE EN NEERLANDÉS)

En esta página web puedes encontrar los resultados de la investigación sobre los efectos de ducharse con agua fría llevada a cabo por el Centro Médico Académico de Ámsterdam en enero de 2015. También se publican blogs de manera regular y artículos de fondo sobre los beneficios del entrenamiento frío.

WWW.SPORTRUSTEN.NL (ACTUALMENTE SÓLO DISPONIBLE EN NEERLANDÉS)

En esta página web puedes encontrar información sobre la respiración y ejercicios respiratorios en reposo para relajarte. También incluye un sencillo test para ver cada cuánto respiras.

WWW.PUBMED.COM

Es una biblioteca en línea de investigaciones científicas acerca de una gran variedad de temas, entre los que se incluyen los beneficios del frío, la respiración y la variabilidad cardíaca.

Libros

BAKKER, B. y DE JONG, K.: *Verademing*. Uitgeverij Lucht, 2009.

ELIADE, M.: *Yoga, Immortality and Freedom*. Bollingen-Princeton, 1954. (Trad. cast.: *El yoga: inmortalidad y libertad*. Fondo de cultura económica de España, 2011).

LANGENDIK, P. y VAN ENKHUIZEN, A.: *De parasympaticu, in relatie met stress, geestelijke en lichamelijke ziekten*. Ankh Hermes, 1989.

SERVAN-SCHREIBER, D.: *Uw brein als medicijn*. Kosmos Uitgevers, 2003. (Trad. cast.: *Curación emocional*. Debolsillo, Barcelona, 2010).

STROM, M.: *De adem van het leven*. Ankh Hermes, 2010.

PARKS, T.: *Leer ons stil te zitten*. Arbeiderspers, 2010. (Trad. cast.: *Siéntate y respira*. Aguilar, Tres Cantos, 2013).

Glosario

Aorta. Arteria principal del cuerpo. Empieza en el ventrículo izquierdo del corazón y se extiende a lo largo de la médula espinal hacia el abdomen. En un humano adulto, la aorta tiene un diámetro de entre dos y tres centímetros y, en reposo, fluyen por ella alrededor de cinco litros de sangre por minuto.

APE. Antígeno prostático específico. Proteína normalmente presente en la sangre en pequeñas cantidades. Se produce en el tejido vegetal de la próstata. Todavía no está claro por qué varían los valores de APE, pero probablemente sea un indicador de actividad de ciertas partes del tejido prostático. Lo que sí sabemos es que los valores de APE pueden aumentar con la edad, sin que conlleve irregularidades de la próstata.

Ashram. Nombre indio de una comunidad y lugar de reunión de miembros de grupos religiosos. Suele utilizarse en el hinduismo para referirse a un lugar de aprendizaje religioso, con frecuencia un monasterio o un lugar de otra significancia religiosa. Un *ashram* también será el hogar de un hombre santo. Los *ashram* estaban tradicionalmente localizados lejos de zonas con presencia humana.

ATP. Siglas en inglés del trifosfato de adenosina, que desempeña un papel importante en el organismo como fuente de energía química. La concentración de ATP en una célula varía entre uno y diez milimoles. Una persona con un peso de setenta kilos utiliza alrededor de sesenta y cinco kilos de ATP al día, mientras que la cantidad de ATP en el cuerpo en cualquier momento

153

determinado es de tan sólo cincuenta gramos: eso se conoce como ATP libre. Por tanto, las células producen ATP de manera continua.

Autodidacta. Alguien que se ha enseñado a sí mismo mediante el autoestudio y sin supervisión de un profesor o institución educativa. El término se utiliza para un autoaprendizaje que requiere una formación considerable, como en la universidad o un nivel superior similar.

Buteyko. Konstantin Buteyko (Ucrania, 1923-2003) diseñó el método que lleva su nombre. Él determinó que una deficiencia de dióxido de carbono en los alvéolos causaba calambres en los vasos sanguíneos (hipertensión) y en los bronquios (asma). Esto condujo al tratamiento conocido como el método Buteyko.

Capilares. Vasos sanguíneos ultrafinos, incluso más que un cabello.

Citoquinas. Moléculas que desempeñan un papel en el sistema inmunitario y activan ciertos receptores. Hay varios tipos que son liberados por diferentes células del organismo. Algunas son producidas de manera constante, mientras que otras sólo son liberadas por células activadas durante una respuesta inmunitaria. La cantidad de citoquinas también varía; algunas sólo trabajan localmente y otras por todo el cuerpo.

Condicionamiento. Forma de enseñanza en la que la vinculación de dos estímulos provoca que la respuesta a uno de ellos cambie. Fue descrito por primera vez por el investigador ruso Ivan Pavlov. Mientras estudiaba el proceso digestivo de los perros, Pavlov descubrió que ya empezaban a salivar antes de que les diera la comida. Investigó este fenómeno más a fondo para ver si podía enseñar a los perros a salivar de manera inconsciente. Lo hizo haciendo sonar una campana cinco segundos antes de dar de comer a los perros. Después de hacer esto unas cuantas veces, observó que los perros asociaban la campana con recibir comida. Entonces empezaban a salivar cuando oían la campana, sin necesidad de tener la comida delante.

Corticoesteroides. Antiinflamatorios similares a la hormona producida en el córtex de la glándula adrenal. Se recetan para combatir varios problemas de salud y daños en las articulaciones causados por el reumatismo. Los más conocidos son la prednisona y la prednisolona.

Cortisol. El cortisol, conocido como la hormona del estrés, se libera durante todas las formas de estrés, tanto físico como psicológico (no es la única hormona del estrés). El cortisol asegura que ciertas proteínas de los músculos se descompongan, liberando aminoácidos a partir de los cuales se puede generar glucosa (energía). Esta energía se puede utilizar para devolver el equilibrio al organismo: en el momento de estrés, se libera adrenalina y noradrenalina para hacer que el cuerpo esté en alerta y preparado para la «lucha o huida». El cortisol asegura que esta pérdida de energía pueda ser repuesta.

El cortisol se produce en el córtex de la glándula adrenal. La cantidad producida sigue un ritmo biológico, lo que significa que no es la misma en cada momento del día. Se libera más cuando el cuerpo se despierta, haciendo que sintamos hambre.

Cromosomas. Molécula de ADN que contiene toda la información genética de un individuo. Todas las células contienen los mismos cromosomas. La información genética está almacenada en forma de cadenas de ADN. Los trozos de ADN que contienen esta información se conocen como genes. Los genes siempre se encuentran en el mismo lugar en un cromosoma en individuos de la misma especie.

Dieta Fast-5. «Dieta» (re)descubierta por el antiguo médico de las fuerzas aéreas Bert Herring. Es un régimen en el cual sólo se come durante un período de cinco horas al día, permitiendo que el sistema digestivo descanse durante el resto del tiempo.

Disimilación aeróbica. Combustión de moléculas orgánicas. Se trata a menudo de la glucosa, que es una fuente de energía muy utilizada en organismos. Durante la disimilación aeróbica de glucosa, las moléculas de glucosa se descomponen por completo, formando moléculas de dióxido de carbono y agua.

Enfermedad autoinmune. Enfermedad en la que el cuerpo se ataca a sí mismo, y es, por tanto, la causa de su propia enfermedad. Tiene lugar cuando el sistema inmunitario, diseñado para defender al organismo contra intrusos, produce anticuerpos para atacar a sus propias células y tejidos por error. Por tanto, enfermamos porque el cuerpo está tratando de protegernos de nosotros mismos.

Factores de transcripción. Proteína que se une al impulso de un gen. De este modo controla el ritmo de transcripción.

Fosfato de creatina. El fosfato de creatina (PCr) forma parte del metabolismo anaeróbico del organismo. Es un componente químico de alta energía que está almacenado en las células musculares. El CPr se produce de manera natural en el organismo y también se encuentra en alimentos como la carne y el pescado. Garantiza que los músculos se contraigan cuando empezamos a movernos. En caso de una actividad física intensa, el CPr libera energía rápidamente a través de una reacción química en la que se separa el fosfato. La energía se utiliza para contraer más los músculos. Parte de la creatina es entonces liberada en la sangre y después expulsada del cuerpo en la orina. El resto es absorbida por los músculos, a través del hígado, para proporcionar más energía posteriormente. Por tanto, es un sistema autorregenerador.

Glándula pineal. También llamada epífisis cerebral, produce la hormona melatonina. Esta hormona influye en varias funciones corporales. Producimos melatonina, por ejemplo, cuando no hay suficiente luz diurna, y puede estar relacionada con nuestro estado mental cambiante en diferentes estaciones. Necesitamos suficiente luz diurna (luz del Sol) para producir suficiente melatonina, la cual es liberada por la glándula pineal si nuestro ritmo de sueño es correcto.

Glándula pituitaria. Este importante órgano de la cabeza tiene el tamaño de un guisante (aproximadamente un centímetro). No pesa más de medio gramo y está localizado en la base del cráneo. En una situación estresante, la glándula pituitaria libera una hormona llamada corticotropina que garantiza que las glándulas adrenales produzcan cortisol. Durante esta respuesta de estrés, la glándula pituitaria es activada por el hipotálamo. Esta interacción, conocida como eje hipotalámico-hipofisario-adrenal (HHA), es una respuesta lenta al estrés: se necesitan aproximadamente unos treinta minutos antes de que el cortisol se pueda medir en sangre.

Glóbulos rojos y blancos. Los glóbulos rojos (eritrocitos) son la forma de glóbulos más común. Transportan el oxígeno a través del organismo con la ayuda de la hemoglobina, una proteína que es un excelente transportador de oxígeno, ya que se une a éste con facilidad a través del hierro. La escasez de hemoglobina y de hierro se conoce como anemia. La función principal de los glóbulos blancos (leucocitos) es proteger el organismo contra todo lo que es extraño para él. En el caso de una transfusión de sangre, los glóbulos blancos producen anticuerpos para combatir los glóbulos blancos de la sangre del donante. En el mejor de los casos, el paciente no sufre efectos adversos por este proceso, pero los anticuerpos a menudo pueden provocar fiebre o efectos secundarios incluso peores. Para evitarlo, los glóbulos blancos de la sangre del donante se filtran todo lo posible. Este proceso de filtrado, conocido como leucodepleción, se aplica en todas las transfusiones de sangre.

Glucosa. Una de las principales fuentes de energía del cuerpo humano. Como no se puede almacenar como tal en el organismo, se convierte en glucógeno, un polímero de monómeros de glucosa, y se almacena en los músculos y el hígado (aproximadamente unos cien gramos).

Hemoglobina. Proteína presente en la sangre de los humanos y muchos otros animales. Se une al oxígeno (oxihemoglobina) para dar a la sangre su color rojo. La hemoglobina comprende una tercera parte del contenido de los corpúsculos rojos y es la responsable de transportar el oxígeno y el dióxido de carbono a través de la sangre.

Hipotálamo. El hipotálamo forma parte del sistema límbico de nuestro cerebro. Controla el sistema nervioso autónomo y también desempeña un papel crucial en la organización de las acciones que garantizan la supervivencia del individuo y de la especie, como comer, luchar, huir y aparearse. Asimismo, es importante para regular la temperatura del cuerpo.

Lactato. El lactato se produce en los músculos, el cerebro y otros tejidos cuando hay muy poco oxígeno. Los nutrientes se absorben en el cuerpo y se queman en estos órganos para proporcionar energía. El oxígeno es necesario para una buena combustión. Si hay suficiente oxígeno disponible, no se produce lactato o se produce muy poco. Pero si hay suficiente oxígeno, el lactato se produce durante el proceso de combustión en lugar del dióxido de carbono y el agua. Entonces, el lactato se convierte en dióxido de carbono y agua tan pronto como haya suficiente oxígeno de nuevo. Sin embargo, si tarda demasiado, el lactato se acumula en la sangre alterando el equilibrio de ácidos alcalinos provocando que el valor de pH disminuya, lo cual conduce a la acidificación.

Melatonina. Hormona producida en la glándula pineal a partir de la serotonina; se libera en la sangre y el fluido cerebroespinal. La cantidad liberada varía dependiendo de la hora del día. En muchos mamíferos, influyen los ritmos de sueño y reproductor. En los humanos, la producción natural de melatonina está directamente vinculada con la exposición a la luz de ciertos receptores de la retina. La exposición a la luz azul (luz solar o luz artificial de un televisor o una pantalla de ordenador) inhibe la producción de melatonina. Si la exposición a la luz disminuye, la producción natural de melatonina aumenta de nuevo. Para el organismo, es una señal para reducir el nivel de actividad y prepararse para la noche.

Microglías. Células que se encuentran en los macrófagos del sistema nervioso central. Son células pequeñas con un pequeño núcleo, y su citoplasma contiene un gran número de lisosomas y otras inclusiones que también se encuentran en otros macrófagos. Se dan tanto en la materia blanca como en la materia gris del sistema nervioso central.

Mitocondrias. Motor de las células. Debido a que proporcionan energía a las células, existe un vínculo entre la necesidad de energía de la célula y el número de mitocondrias que contiene.

Neocórtex. Parte del cerebro que ha evolucionado más recientemente. En términos relativos, los humanos tienen un gran neocórtex comparado con el de otros mamíferos. Alberga nuestro sentido del lenguaje, nuestra capacidad de pensar de manera racional y nuestra capacidad analítica.

Plaquetas. Las plaquetas (trombocitos) aseguran que la sangre se coagule. Si un vaso sanguíneo resulta dañado, las plaquetas se unen a la pared del vaso, unas con otras, formando una costra que sella el derrame. Las personas que presentan un déficit de plaquetas pueden sufrir una hemorragia severa.

Plasma. El plasma consta de proteínas, minerales, grasas y hormonas disueltas en agua. Transporta a los glóbulos a través del organismo y contiene cientos de tipos diferentes de proteínas, todas ellas con una función diferente. La proteína albúmina, por ejemplo, absorbe el agua, garantizando que permanezca en los vasos sanguíneos en lugar de filtrarse a través de los tejidos.

El plasma también contiene proteínas coagulantes que, junto con las plaquetas, desempeñan un papel importante en el proceso de coagulación de la sangre.

Prednisona. Fármaco antiinflamatorio.

Receptores. Proteínas en la membrana o el núcleo celular con las que se puede unir una molécula específica. Los receptores pueden recibir señales desde el interior o el exterior de la célula. Cuando una molécula se une a un receptor, éste puede iniciar una respuesta celular. Tanto las sustancias endógenas (como los neurotransmisores, las hormonas y las citoquinas) como las exógenas (como los antígenos y las feromonas) pueden estimular una respuesta celular de este tipo.

Ritmo respiratorio. Número de veces que inspiramos en un minuto. Cada respiración empieza cuando comenzamos a inspirar y termina cuando dejamos de espirar.

Saturación de oxígeno. Porcentaje de hemoglobina unida al oxígeno en la sangre de las arterias. Normalmente debería ser entre un 95 y un 100 por cien. La saturación de oxígeno se refiere sólo a los niveles de oxígeno en la sangre de las arterias. No dice nada sobre la reposición de aire en los pulmones ni de la expulsión de dióxido de carbono.

Sistema inmunitario. Mecanismo de defensa diseñado para combatir intrusos y células que han mutado en el organismo. El término latino *immunis* significa «exento» y se refiere a la protección contra intrusos. El sistema inmunitario del organismo es una reacción inmune que implica a organismos pluricelulares en los cuales una gran cantidad de células y moléculas trabajan juntas para atacar a los intrusos. Además de protegernos de virus, bacterias y parásitos, el sistema inmunitario también se utiliza para expulsar residuos químicos o cancerosos y otras células enfermas del organismo.

Sistema nervioso autónomo. El sistema nervioso autónomo regula procesos del organismo como la temperatura, el ritmo cardíaco, la presión sanguínea, la respiración, la dilatación o contracción de los vasos sanguíneos y el funcionamiento del sistema digestivo. El término «autónomo» sugiere que no podemos influir en estos procesos, pero Wim Hof ha demostrado de forma concluyente que es posible. El sistema nervioso autónomo consta de dos partes: el sistema simpático y el sistema parasimpático.

Sistema parasimpático. Parte del sistema nervioso vinculada a la relajación, también conocida como el «pedal de freno» del organismo. Cuando está activo, el ritmo cardíaco es bajo y la respiración pausada. El sistema digestivo está activo y la circulación de la sangre es buena.

Sistema simpático. Parte del sistema nervioso vinculada a la acción, también conocida como el «pedal del acelerador» del organismo. Si es dominante, estamos en modo «lucha o huida», respiramos más rápido, nuestro sistema digestivo deja de funcionar momentáneamente y nuestro ritmo cardíaco aumenta.

Tejido adiposo pardo. Uno de los dos tipos de tejido adiposo que se encuentran en los mamíferos. Al contrario que el tejido adiposo blanco, que principalmente actúa como almacén de grasa, la función principal del tejido adiposo pardo es generar calor corporal quemando ácidos grasos y glucosa. La grasa parda debe su nombre a la gran cantidad de mitocondrias que contienen sus células, muchas más que en las células grasas del tejido adiposo blanco, que le otorgan un color marronáceo. El tejido adiposo pardo sólo está presente en los mamíferos.

Telómeros. Fragmentos de ADN que se encuentran en el extremo de un cromosoma, que se acorta cada vez que la célula se divide. Los telómeros protegen el ADN; una célula no puede dividirse más de cincuenta o sesenta veces, ya que el telómero es demasiado corto.

Variabilidad del ritmo cardíaco. Variación en tiempo entre dos latidos sucesivos. Es un buen indicador del estrés.

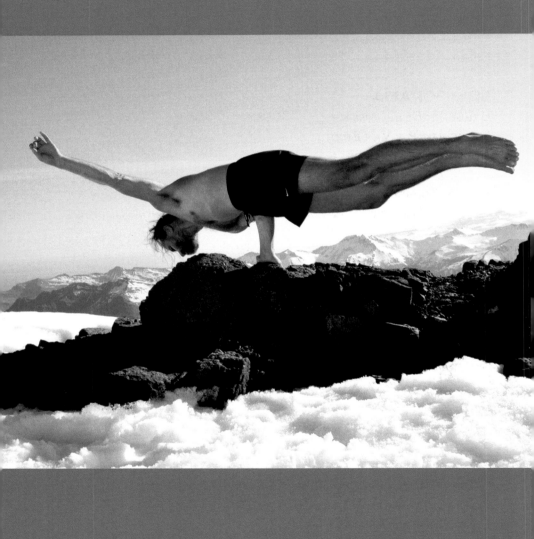

Bibliografía y recursos

BIBLIOGRAFÍA

DEHUE, T.: *De depressie-epidemie.* Atlas Contact, 2010.

LANGEDIJK, P. y VAN ENKHUIZEN, A.: *De parasympaticus, in relatie met stress, geestelijke en lichamelijke ziekten.* Ank Hermes, 1989.

SERVAN-SCHREIBER, D.: *Uw brein als medicijn.* Kosmos Uitgevers, 2003. (Trad. cast.: *Curación emocional.* Debolsillo, Barcelona, 2010).

VAN DER POEL, S.: *Chronische vermoeidheid nooit meer.* Uitgeverij Lucht, 2014.

INVESTIGACIONES

BLEAKLY *et al.:* Investigación sobre los efectos de los baños de agua fría en la recuperación. www.ncbi.nlm.nih.gov/pubmed/20457737

DR. FAIRLIE, D. P.: Investigación sobre la relación entre inflamación y obesidad. www.fasebj.org/content/27/12/4757.abstract

GIERMAN, L.: Disertación del 18 de junio de 2013. *Inflammation: a link between metabolic syndrome and osteoarthritis.*

HOPMAN *et al.:* «Metabolisme van Hof tijdens blootstelling aan ijs stijgt met 300 procent», 2010. www.pubmed.com

MARKEN-LICHTENBELD *et al.:* «Maar het blijkt dat bruin vetweefsel door kou kan worden geactiveerd». www.pubmed.com

Índice